Leven met diabetes mellitus type 2

Paul Janssen en Mariëlle van Avendonk

Leven met diabetes mellitus type 2

Bohn Stafleu van Loghum
Houten 2009

© 2009 Bohn Stafleu van Loghum, Houten
Alle rechten voorbehouden. Niets uit deze uitgave mag worden verveelvoudigd, opgeslagen in een geautomatiseerd gegevensbestand, of openbaar gemaakt, in enige vorm of op enige wijze, hetzij elektronisch, mechanisch, door fotokopieën, opnamen, of enig andere manier, zonder voorafgaande schriftelijke toestemming van de uitgever.

Voor zover het maken van kopieën uit deze uitgave is toegestaan op grond van artikel 16b Auteurswet 1912 j° het Besluit van 20 juni 1974, Stb. 351, zoals gewijzigd bij Besluit van 23 augustus 1985, Stb. 471 en artikel 17 Auteurswet 1912, dient men de daarvoor wettelijk verschuldigde vergoedingen te voldoen aan de Stichting Reprorecht (Postbus 3060, 2130 KB Hoofddorp). Voor het overnemen van (een) gedeelte(n) uit deze uitgave in bloemlezingen, readers en andere compilatiewerken (artikel 16 Auteurswet 1912) dient men zich tot de uitgever te wenden.

Samensteller en uitgever zijn zich volledig bewust van hun taak een zo betrouwbaar mogelijke uitgave te verzorgen. Niettemin kunnen zij geen aansprakelijkheid aanvaarden voor eventueel in deze uitgave voorkomende onjuistheden.

ISBN 978 90 313 5122 0
NUR 863

Ontwerp omslag: Bayards Ontwerpers, Amsterdam
Ontwerp en layout binnenwerk: Designworks, Breda
Cartoons: Marcel Jurriëns, Boxtel

Bohn Stafleu van Loghum
Het Spoor 2
Postbus 246
3990 GA Houten

www.bsl.nl

Lijst van auteurs en redacteuren

Redacteuren

dr. M.E. Numans
huisarts te Utrecht, tevens verbonden aan het Julius Centrum van het Universitair Medisch Centrum Utrecht

dr. H.J. Schers
huisarts te Lent, tevens verbonden aan de huisartsgeneeskunde, UMC St Radboud Nijmegen

dr. P.H.G.M. Soons
medisch psycholoog te Geldrop (afdeling Medische Psychologie, St Annaziekenhuis), tevens als universitair hoofddocent verbonden aan het Departement Medische Psychologie en Neuropsychologie van de Universiteit van Tilburg

Auteurs

dr. P.G.H. Janssen
praktiserend huisarts en wetenschappelijk medewerker aan het Nederlands Huisartsen Genootschap. Daarnaast is hij verbonden aan het Julius Centrum voor Gezondheidswetenschappen en Eerstelijnsgeneeskunde van het Universitair Medisch Centrum Utrecht waar hij onderzoek verricht naar diabetes.

drs. M.J.P. van Avendonk
huisarts-onderzoeker in het Julius Centrum voor Gezondheidswetenschappen en Eerstelijnsgeneeskunde van het Universitair Medisch Centrum Utrecht, waar zij onderzoek doet naar diabetes, en wetenschappelijk medewerker bij het Nederlands Huisartsen Genootschap.

Voorwoord van de auteurs

Diabetes is een toenemend gezondheidsprobleem – in Nederland, maar ook wereldwijd. Werd er vroeger nog vrij laconiek gesproken over diabetes type 2, de zogenoemde ouderdomssuiker, langzamerhand beginnen de alarmbellen te rinkelen. Want diabetes type 2 is helemaal niet zo onschuldig als veel mensen denken en is als een epidemie aan het oprukken onderen ouderen én jongeren. Er zijn zelfs al kinderen met type 2. Schattingen van de World Health Organisation komen uit op 395 miljoen mensen met diabetes in 2030.

In totaal telt Nederland nu 600.000 mensen met diabetes. Dit is 26% meer dan in 2000. In de periode tussen 2000 en 2003 werd bij 125.000 mensen diabetes gediagnosticeerd, zo blijkt uit cijfers van het RIVM (het Rijksinstituut voor Volksgezondheid en Milieu). Daarnaast zijn er nog eens 250.000 mensen die wel diabetes hebben, maar dat nog niet weten. Doordat de symptomen van diabetes type 2 soms lange tijd vaag blijven, komt het voor dat de diagnose pas na jaren wordt gesteld. Het totale aantal bedraagt op dit moment 850.000. Het Diabetes Fonds verwacht dat er binnen drie jaar in Nederland zeker één miljoen mensen met diabetes zullen zijn. De overgrote meerderheid van hen heeft diabetes type 2. Dit boek gaat over deze vorm van diabetes. Wanneer diabetes niet goed behandeld wordt, bestaat er een verhoogde kans op complicaties zoals hart- en vaatziekten, nierfalen, hoge bloeddruk en oogproblemen. Tijdige diagnose en een goede behandeling zijn dus erg belangrijk.

In dit boek komen diverse aspecten van diabetes aan bod. In hoofdstuk 1 worden de verschillende typen diabetes besproken. Wat zijn de oorzaken? Wat zijn de symptomen? Hoe wordt de diagnose gesteld? Hoe vaak komt het voor? Hoofdstuk 2 gaat dieper in op de oorzaken van diabetes type 2. Diabetes type 2 heeft namelijk zowel met leefgewoonten als met erfelijkheidsfactoren te maken. Wel is er in alle gevallen sprake van een tekort aan insuline. Kan diabetes voorkomen worden en is het te genezen? Wat is precies de werking van insuline? Daar gaan we in dit hoofdstuk dieper op in.

In hoofdstuk 3 kijken we vervolgens of er specifieke maatregelen zijn om het optreden van diabetes te voorkomen. Ook gaan we in op de risico's van diabetes en de kans op complicaties. In dit hoofdstuk leggen we verbanden tussen diabetes en het optreden van complicaties zoals hart- en vaakziekten. Hoofdstuk 4 laat de invloed van diabetes zien op de omgeving: diabetes heeft niet alleen impact op de persoon met diabetes zelf, maar ook op familie, vrienden en de werkomgeving. In hoofdstuk 5 volgen de verschillende behandelingsmogelijkheden. Wanneer krijgt iemand tabletten voorgeschreven? Welke soorten tabletten zijn er en wat is hun werkingsmechanisme? Waarom spuit de ene persoon insuline en de andere niet? Kan diabetes ook zonder medicijnen behandeld worden? Hoofdstuk 6 legt uit hoe de ziekte wordt gecontroleerd. Hoe vaak moeten mensen met diabetes zich laten controleren en wat wordt er dan precies gecontroleerd? Ook worden in dit hoofdstuk de beperkingen én de mogelijkheden besproken die er zijn voor iemand met diabetes. Want gelukkig zijn er tegenwoordig veel manieren om diabetes goed te reguleren, waardoor problemen zich steeds minder vaak voordoen.

VOORWOORD VAN DE AUTEURS

Met dit boek willen wij u uitgebreid informeren over de oorzaken en behandelingsmogelijkheden van diabetes type 2. In de dagelijkse praktijk blijkt dat zowel bij mensen met diabetes type 2 zelf als bij hun directe omgeving heel wat vragen bestaan over diabetes. Wij hopen in dit boek handvatten aan te reiken die nuttig zijn om ondanks de diabetes toch een zo normaal mogelijk leven te leiden.

De auteurs danken prof. dr. Ronald Stolk, klinisch epidemioloog Universitair Medisch Centrum Groningen, voor zijn waardevolle adviezen en zijn heldere commentaar op het manuscript.

Paul Janssen
Mariëlle van Avendonk
najaar 2008

Voorwoord van de redactie

Leven met diabetes mellitus type 2 is het derde boekje in de reeks *Leven met...* De bedoeling van de reeks is om de lezer in begrijpelijke taal te informeren over lichamelijke aandoeningen en ziekten (zoals snurken, de overgang, astma). De opzet is steeds hetzelfde. Begonnen wordt met de aard en de oorzaak van de aandoening. Vervolgens wordt aandacht besteed aan de invloed van de ziekte op het dagelijks leven van de patiënt en zijn of haar omgeving. Er wordt beschreven wat de patiënt kan verwachten als hij of zij op het spreekuur van huisarts of medisch specialist komt. Ook komt aan bod wat de patiënt zelf en de omgeving kunnen doen om zo goed mogelijk met de ziekte om te gaan. Hierdoor kunnen de negatieve gevolgen van ziek zijn vaak aanzienlijk verminderen.

Elk boekje in de reeks richt zich in de eerste plaats op degenen die met hun klachten, ziekten en aandoeningen moeten leren leven, de patiënten zelf en hun omgeving. De boeken zijn ook heel informatief voor verpleegkundigen, paramedici, psychologen en artsen die in hun dagelijks werk te maken krijgen met de beschreven ziektebeelden. Ze kunnen de informatie goed gebruiken in hun contacten met patiënten.

In de ogen van de redactie zijn de auteurs van *Leven met diabetes mellitus type 2* er uitstekend in geslaagd om een informatief boekje samen te stellen. In begrijpelijke taal wordt beschreven hoe diabetes in de praktijk zich voordoet en wat de oorzaken zijn. Wat zijn de gevolgen voor de patiënten en hun omgeving? Wat kan er aan gedaan worden? Welke medische maatregelen kunnen er genomen worden? Hoe kan de leefwijze van de patiënt aangepast worden? Deze en andere vragen komen uitvoerig aan bod in dit boek. De beantwoording gebeurt op verantwoorde wijze en met verwijzing naar wetenschappelijk onderzoek. Ook worden er voor diabetespatiënten nuttige adressen en websites gegeven. Ten slotte willen we Nathalie Ekelmans hier noemen en bedanken voor haar uitstekende redactiewerk.

We hopen dat ook dit boekje zijn weg weer zal vinden naar al diegenen die op welke wijze dan ook met diabetes te maken hebben. Wij verwachten dat het met plezier gelezen zal worden en van nut is voor de alledaagse praktijk. De redactie stelt zich open voor alle mogelijke suggesties en opmerkingen die lezers willen maken.

dr. M.E. Numans
dr. H.J. Schers
dr. P.H.G.M. Soons

najaar 2008

Inhoud

Lijst van auteurs en redacteuren 5
Voorwoord van de auteurs 7
Voorwoord van de redactie 11

1 Wat is diabetes? 17
1.1 Soorten diabetes 19
    1.1.1 *Diabetes type 1* 19
    1.1.2 *Diabetes type 2* 19
    1.1.3 *Overige vormen van diabetes* 21
1.2 Symptomen 22
1.3 Diagnostiek 23
    1.3.1 *Nuchtere bloedglucose* 23
1.4 Screening op diabetes 26
1.5 Diabetes wereldwijd 27
    1.5.1 *Top 10-landen* 29
    1.5.2 *Geen onschuldige aandoening* 30
    1.5.3 *VN-resolutie voor diabetes* 30
    1.5.4 *Kosten* 31
1.6 Samenvatting 32

2 Hoe ontstaat diabetes type 2? 33
2.1 Insulineproductie 33
2.2 Insulineongevoeligheid 34
2.3 Hyperglykemie 36

2.4 Hypoglykemie 36
    2.4.1 *Snelle oplossingen* 37
    2.4.2 *Nachtelijke hypo's* 38
    2.4.3 *Hypo unawareness* 39
2.5 Aanleg 40
2.6 Gedragsfactoren 41
    2.6.1 *BMI* 42
2.7 Preventie van diabetes 46
2.8 Samenvatting 47

3 Wat staat me te wachten? 49

3.1 Complicaties 51
3.2 Aandoeningen van de grote slagaders 52
3.3 Aandoeningen van de kleine bloedvaten en haarvaten 54
    3.3.1 *Retinopathie* 54
    3.3.2 *Nefropathie* 57
    3.3.3 *Neuropathie* 60
    3.3.4 *Diabetische voet* 65
3.4 Samenvatting 68

4 Wat betekent diabetes voor mijn omgeving? 69

4.1 Privésfeer 70
    4.1.1 *Partner, kinderen, goede vrienden* 70
    4.1.2 *Sport en beweging* 72
4.2 Werkomgeving 74
4.3 Samenvatting 77

5 Hoe kan diabetes type 2 behandeld worden?   78

5.1 Leefstijlveranderingen   79

    5.1.1 Roken   79

    5.1.2 Gewicht   80

    5.1.3 Voeding   83

    5.1.4 Gewicht en lichaamsbeweging   84

5.2 Behandeling met medicijnen   86

    5.2.1 Tabletten   86

    5.2.2 Insuline   89

5.3 Stappenplan voor de behandeling van diabetes type 2   95

5.4 Behandeling van risicofactoren   96

    5.4.1 Verhoogde bloeddruk   97

    5.4.2 Verhoogd cholesterol   97

5.5 Behandeling van psychosociale problemen   98

5.6 Het diabetesteam   99

5.7 Samenvatting   100

6 Hoe kan ik met diabetes leven?   101

6.1 Educatie   102

6.2 Driemaandelijkse controles   104

6.3 Jaarlijkse controles   105

6.4 Hoe kan ik zo goed mogelijk blijven functioneren?   106

    6.4.1 Reizen   106

    6.4.2 Seksuele problemen   108

    6.4.3 Cognitief functioneren   108

6.5 Hoe ga ik om met beperkingen?   109

6.6 Gemotiveerd blijven   110

6.7 Samenvatting   110

Afkortingen 113
Adressen en websites 115
Geraadpleegde literatuur 119
Register 125

HOOFDSTUK 1
Wat is diabetes?

Diabetes mellitus is een ziekte waarbij het suikergehalte in het bloed te hoog is. Een andere – inmiddels verouderde – benaming voor diabetes is dan ook suikerziekte. Suiker in het bloed, ofwel glucose, is de belangrijkste energiebron van het lichaam. Glucose komt uit voeding met koolhydraten: zoete dingen met suiker, maar ook vruchten, melk, rijst, pasta en aardappelen. Via het bloed wordt glucose door het hele lichaam getransporteerd om alle spieren en organen te voorzien van energie. Dit gebeurt door insuline, het hormoon dat wordt aangemaakt door groepjes cellen in de alvleesklier, de zogeheten eilandjes van Langerhans.

Verstoord evenwicht
Bij diabetes is het evenwicht tussen de bloedglucose en insuline verstoord. Er zijn verschillende soorten diabetes. We onderscheiden twee hoofdtypen: type 1 en type 2. Diabetes type 2 werd vroeger 'ouderdomsdiabetes' genoemd en openbaart zich meestal op latere leeftijd, terwijl type 1 al op heel jonge leeftijd kan ontstaan. Omdat er tegenwoordig ook al jonge kinderen zijn met diabetes type 2 is de term 'ouderdomsdiabetes' achterhaald. In tegenstelling tot diabetes type 1 – waarbij er door het lichaam helemaal geen

insuline meer wordt gemaakt – is er bij diabetes type 2 sprake van insulineongevoeligheid (resistentie). In de aanloopfase maakt het lichaam meer insuline aan om de insulineongevoeligheid te compenseren. Op een gegeven moment gaat de insulineproductie achteruit en ontstaat er zowel een insulineongevoeligheid als een tekort aan insuline: diabetes type 2. Het resultaat is dat de bloedglucosewaarden te hoog worden. Chronisch verhoogde bloedglucosewaarden leveren aanzienlijke risico's voor de gezondheid op, zoals beschadigingen aan bloedvaten en zenuwen. Het is dus zaak de bloedglucose tot een gezond niveau terug te brengen door de insulineproductie te verbeteren en het lichaam gevoeliger te maken voor de werking van insuline. Hierover meer in hoofdstuk 5.

Insuline

Insuline wordt aangemaakt in de bètacellen in de alvleesklier, de zogeheten eilandjes van Langerhans. Insuline is noodzakelijk voor de opname van glucose uit het bloed en het transport naar de lichaamscellen, waar het gebruikt wordt als brandstof. Insuline reguleert de hoeveelheid bloedglucose. Wanneer de hoeveelheid glucose in het bloed toeneemt, gaan de bètacellen meer insuline aanmaken: er wordt meer glucose opgenomen uit het bloed en het bloedglucosegehalte daalt. Wanneer er geen of onvoldoende insuline wordt geproduceerd zijn hoge bloedglucosewaarden het gevolg.

1.1 Soorten diabetes

1.1.1 Diabetes type 1

Bij diabetes type 1 produceert het lichaam helemaal geen insuline meer: als reactie op een ontsteking heeft het eigen afweermechanisme de bètacellen vernietigd. In 90% van de gevallen is diabetes type 1 een auto-immuunziekte (ziekte als gevolg van de productie van antistoffen tegen onderdelen van het eigen lichaam) en is er geen sprake van erfelijkheid. Meestal zit er weinig tijd tussen de eerste symptomen en de diagnose: doordat de insulineproductie in korte tijd drastisch afneemt, treden al snel klachten op en kan de diagnose ook vrij snel worden gesteld. Deze vorm van diabetes komt meestal voor op jonge leeftijd, bij mensen jonger dan dertig jaar. Onbehandeld kan diabetes type 1 tot ernstige complicaties en zelfs overlijden leiden.

Bij deze vorm van diabetes is altijd behandeling met insuline nodig om de bloedglucose voldoende laag te houden. Veel mensen met diabetes type 1 spuiten vier keer per dag insuline met een insulinepen of ze dragen een insulinepomp waardoor insuline via een naald en een slangetje continu in het lichaam druppelt. Deze zogenoemde continue subcutane insuline-infusie (CSII) benadert het meest de natuurlijke functie van de alvleesklier en is voor het bereiken van normale bloedglucosewaarden in het algemeen doeltreffender dan injecties. Een andere behandelingsmogelijkheid – deels nog in ontwikkeling – is transplantatie van de eilandjes van Langerhans.

1.1.2 Diabetes type 2

Anders dan bij diabetes type 1 maken de bètacellen bij diabetes type 2 nog wél insuline aan. De productie van insuline is echter niet voldoende, waardoor er toch een te hoog glucosegehalte in het bloed ontstaat. Bovendien speelt de zogenoemde insulineongevoeligheid of insulineresistentie bij diabetes type 2 een belangrijke rol. Insulineresistentie betekent dat de insuline die nog wél aangemaakt wordt minder goed zijn werking kan doen omdat de cellen ongevoelig zijn geworden voor insuline. Het verhoogde glucosegehalte in het bloed wordt bij diabetes type 2 dus bepaald door de combinatie van onvoldoende insulineproductie én onvoldoende werking van insuline als gevolg van insulineresistentie. Bij type 2 is de aanleg wel erfelijk bepaald, maar daarnaast speelt ook de leefstijl een belangrijke rol. Overgewicht, vet rond de buik, onvoldoende lichaamsbeweging en verkeerde eetgewoonten verhogen het risico op diabetes type 2. Maar ook etnische afkomst heeft veel invloed: uit onderzoek blijkt dat diabetes type 2 twee tot vier keer meer voorkomt bij mensen uit Marokko en Turkije en zelfs zes keer meer bij mensen uit Suriname. Etnische afkomst is niet te veranderen; aan voeding, lichaamsbeweging en gewicht valt wel iets te doen. De kans op het ontwikkelen van diabetes type 2 vermindert met 50% als mensen elke dag een half uur bewegen en een aantal kilo's afvallen, mochten zij overgewicht hebben. Door gezond te eten en een goed lichaamsgewicht kan de geringe hoeveelheid insuline die nog aangemaakt wordt voldoende effect hebben om ervoor te zorgen dat de bloedglucosewaarden goed blijven. Om een gezond gewicht te bepalen is de zogenoemde BMI-indeling (body mass index) vastgesteld. De BMI is te berekenen door het gewicht te delen door de lengte in het kwadraat. Bij een BMI lager dan 18,5 is er sprake van ondergewicht. Bij een BMI tussen 18,5 en 25 is het gewicht normaal. Boven 25 is er sprake van overgewicht en boven 30 van ernstig overgewicht. Deze laatste waarden brengen een verhoogd gezondheidsrisico met zich mee. Wanneer gewichtsverlies en een dieet niet meer het gewenste resultaat opleveren en de bloedglucosewaarden stijgen, is behandeling met tabletten nodig. Pas wanneer alleen tabletten niet voldoende resultaat boeken, is insulinetherapie

noodzakelijk of een combinatie van tabletten en insuline.
Een gezonde leefstijl nastreven blijft een wezenlijk onderdeel van de behandeling, vooral om complicaties te voorkomen.
De ontstaanswijze, complicaties en behandeling komen in de volgende hoofdstukken uitgebreid aan de orde.

1.1.3 Overige vormen van diabetes

Zwangerschapsdiabetes
Behalve diabetes type 1 en 2 zijn er meer vormen van diabetes. Zo is er zwangerschapsdiabetes, een vorm die voorkomt bij 1 op de 20 zwangerschappen. Meestal gaat het om iets tijdelijks wat kan ontstaan na de 24e week van de zwangerschap. Bij zwangerschapsdiabetes wordt de werking van insuline geremd door hormonen die worden aangemaakt tijdens de zwangerschap.
Het lichaam is zelf niet in staat om deze remmende werking tegen te gaan. Vrouwen die tijdens hun zwangerschap diabetes hebben gehad, hebben later een verhoogde kans op het krijgen van diabetes type 2. De helft van hen krijgt binnen tien jaar daarna diabetes type 2. Het is daarom belangrijk om te letten op beweging, voeding en gewicht om het risico hierop te verkleinen. Ook de baby's lopen meer risico om diabetes type 2 te ontwikkelen.

LADA en MODY
Er zijn nog meer vormen van diabetes te onderscheiden: LADA (Latent Autoimmune Diabetes in Adults) en MODY (Maturity-Onset Diabetes of the Young). LADA lijkt op diabetes type 1, maar begint op latere leeftijd. Bij een volwassene ouder dan 35 jaar zonder overgewicht zou er sprake kunnen zijn van LADA. Bloedonderzoek op antistoffen tegen de insulineproducerende bètacellen geeft uitsluitsel. Het is van belang om de diagnose van LADA zo snel

Tabel 1.1 Kenmerken van de verschillende soorten diabetes.

	diabetes type 1	LADA	MODY	diabetes type 2
leeftijd van manifestatie	< 25 jaar	> 25 jaar	< 25 jaar	> 25 jaar (meestal 40-60 jaar)
gewicht	BMI < 27 kg/m²	BMI < 27 kg/m²	BMI < 27 kg/m²	BMI > 27 kg/m²
erfelijkheid	geen grote rol van erfelijkheid	genetische en omgevingsfactoren	erfelijk (autosomaal dominant)	genetische en omgevingsfactoren
voorkeursbehandeling	insuline	insuline	tabletten of insuline, afhankelijk van type	in eerste instantie meestal tabletten

mogelijk te stellen: hoe eerder begonnen wordt met de behandeling met insuline, hoe beter.

MODY kan gezien worden als een vroeg (vóór de leeftijd van 25 jaar) beginnende vorm van diabetes type 2. Voor de diagnostiek van MODY is genetisch onderzoek nodig. Mensen met MODY worden in eerste instantie behandeld met tabletten.

1.2 Symptomen

Als het bloedglucosegehalte te hoog wordt, kunnen er klachten ontstaan. Diabetes type 2 is vaak te herkennen aan een of meer van de volgende symptomen: dorst, veel plassen, vermoeidheid, wazig, dubbel of slecht zien. Sommige mensen hebben last van jeuk, of slecht genezende wondjes en infecties van de huid. Dikwijls merken mensen nauwelijks iets van hun te hoge glucosewaarde, waardoor de diagnose soms pas laat wordt gesteld. Wanneer diabetes type 2 'voortsluimert' ontregelt het hele lichaam. Dit brengt het risico met zich mee op ernstige complicaties die weer heel specifieke klachten kunnen veroorzaken (zie hoofdstuk 3 'Wat staat me te wachten').

1.3 Diagnostiek

1.3.1 Nuchtere bloedglucose

Aan de hand van het glucosegehalte in het bloed is de diagnose diabetes eenvoudig te stellen. Dit kan op twee manieren.

De nauwkeurigste meting geeft een prik in de arm (venapunctie), waarna het glucosegehalte in het laboratorium wordt bepaald. Ook kan met een glucosemeter en een eenvoudige vingerprik de glucosewaarde worden gemeten. Omdat de meeste glucosemeters een meetfout hebben van 10 tot 15% is het advies om ook een bepaling in het laboratorium te laten verrichten. De hoeveelheid glucose in het bloed wordt uitgedrukt in mmol/l.

Als de nuchtere bloedglucose boven de grenswaarde van 6,9 mmol/l ligt (op twee verschillende dagen vastgesteld en in het laboratorium bepaald), is de diagnose duidelijk. Om een nuchtere glucosemeting te kunnen doen mag vanaf acht uur vóór de meting niets meer gegeten worden.

Tabel 1.2 Afkappunten voor diagnose diabetes en gestoord nuchtere glucose.*

normaal	
nuchter glucose	< 6,1 mmol/l
niet nuchter	< 7,8 mmol/l
gestoord nuchtere glucose	
nuchter glucose	≥ 6,1 en ≤ 6,9 mmol/l
diabetes mellitus	
nuchter glucose	> 6,9 mmol/l
niet nuchter	≥ 11,1 mmol/l

*glucosewaarde bepaald uit bloed verkregen door een armprik

Acceptabele bloedglucosewaarden
Nadat de diagnose diabetes gesteld is, wordt er door middel van behandeling geprobeerd om de bloedglucosewaarde zo laag mogelijk te krijgen. Streefwaarden zijn: lager dan 7,0 mmol/l nuchter en lager dan 9,0 mmol/l na de maaltijd. Wat betreft het HbA_{1c}-gehalte is lager dan 7,0 optimaal; een HbA_{1c} tot 8,5% is nog aanvaardbaar. Het HbA_{1c} vertelt iets over de instelling op langere termijn. Het is een gemiddelde van de bloedglucosespiegel in de voorafgaande zes weken. De afkorting staat voor Hemoglobine A_{1c}, dat zijn versuikerde cellen van de rode bloedkleurstof. Wanneer het HbA_{1c} wordt geprikt, wordt gemeten hoeveel glucose zich heeft gehecht aan die hemoglobine. Het HbA_{1c} wordt uitgedrukt in een percentage; een goede regulatie zit onder de 7%.

Orale glucosetolerantietest
Soms wordt de orale glucosetolerantietest (OGTT) gebruikt om inzicht te krijgen in de gevoeligheid voor suiker. Dit is een test waarbij nuchter bloed wordt afgenomen door middel van een prik in de vinger. Daarna moet binnen vijf minuten 75 gram glucose opgedronken worden, opgelost in 150 ml water. Na twee uur wordt opnieuw bloed afgenomen via een prik in de vinger. De OGTT is eigenlijk de gouden standaard voor het stellen van de diagnose. De OGTT detecteert zowel personen met een diabetische nuchtere glucosewaarde (> 6,9 mmol/l) als met een diabetische twee-uurs-waarde (> 11,1 mmol/l). Omdat een OGTT minder gemakkelijk uitvoerbaar is, wordt in de dagelijkse praktijk de OGTT niet vaak gedaan en wordt hoofdzakelijk gekeken naar de nuchtere bloedglucosewaarden en het HbA_{1c}.

Pre-diabetes
Iemand zonder diabetes heeft een glucosegehalte lager dan 6,1 mmol/l. Wanneer de nuchtere glucosewaarden tussen de 6,1 mmol/l en 6,9 mmol/l liggen, spreken we van 'gestoord nuchtere glucose'. Er is dan niet direct sprake van diabetes. Ook de twee-uursglucosewaarde kan verhoogd zijn zonder dat er direct sprake is van diabetes. Dit is het geval indien de twee-uurswaarde ligt tussen 7,8 mmol/l en 11,1 mmol/l. Deze afwijkende nuchtere en twee-uursglucosewaarden worden soms wel aangeduid met de term 'pre-diabetes'. Mensen met pre-diabetes hebben weliswaar nog geen diabetes, maar wel een verhoogd risico op hart- en vaatziekten. Dit is reden genoeg om deze mensen goed te controleren op risicofactoren zoals hoge bloeddruk, cholesterol, overgewicht en roken. Het advies van het Nederlands Huisartsen Genootschap is om bij een gestoord nuchtere glucose de glucosemeting na drie maanden te herhalen. Als ook dan geen diabetes kan worden vastgesteld, wordt een jaarlijkse glucosemeting geadviseerd. In Europa wordt als ondergrens voor gestoord nuchtere glucose 6,1 mmol/l aangehouden. De American Diabetes Association stelt voor deze grens te verlagen naar 5,6 mmol/l vanwege het verhoogde risico op hart- en vaatziekten.

Asymptomatische fase van diabetes
Hoewel het niet moeilijk is de diagnose te stellen, wordt diabetes type 2 toch vaak pas (te) laat herkend doordat er niet altijd heel duidelijke symptomen zijn. Soms kan deze fase, de zogenoemde asymptomatische fase, vier tot zeven jaar duren of zelfs nog langer. Er zijn mensen die al twaalf jaar diabetes hebben zonder dat de diagnose is gesteld. Het gevaarlijke aan deze situatie is dat het risico op complicaties is deze fase steeds groter wordt, afhankelijk van het aantal jaren en de hoeveelheid glucose in het bloed. Snelle herkenning van diabetes is dus zeer belangrijk.

De heer Willemsen, 52 jaar, bezoekt het spreekuur van zijn huisarts voor controle van de bloeddruk. Terloops vertelt hij dat bij zijn moeder onlangs diabetes is geconstateerd. De huisarts stelt voor om ook bij hem het bloedglucosegehalte te bepalen omdat hij een verhoogd risico heeft op het ontwikkelen van diabetes. De huisarts legt uit dat erfelijkheid een rol speelt bij het ontwikkelen van diabetes type 2. Bovendien rookt de heer Willemsen, wat het risico op diabetes vergroot.

Bij meting blijkt zijn nuchtere glucosewaarde 6,7 mmol/l te zijn. De huisarts vertelt dat hij geen diabetes heeft, maar dat het toch wel wat aan de hoge kant is. De huisarts legt uit dat ook een gestoord nuchtere glucose een verhoogd risico op hart- en vaatziekten met zich meebrengt. Het is daarom voor de heer Willemsen belangrijk de risicofactoren voor hart- en vaatziekten aan te pakken. Dit betekent strikte bloeddrukcontrole en stoppen met roken! Na afloop van het consult stelt de huisarts voor om over drie maanden de bloedglucose nog eens te bepalen. Ook zal dan het cholesterol worden gemeten.

1.4 Screening op diabetes

Omdat de diagnose diabetes vaak pas jaren na het begin van de ziekte wordt gesteld en er op dat moment dikwijls al complicaties bestaan, lijkt het verstandig om de diagnose in een zo vroeg mogelijk stadium te stellen. Deze 'vroegdiagnostiek', bedoeld om mensen met diabetes op te sporen die nog geen klachten hebben, noemen we screenen.

In Nederland wordt in de richtlijnen van het Nederlands Huisartsen Genootschap 'case-finding' aanbevolen, een vorm van screening. Tijdens het spreekuur krijgen mensen met een verhoogd risico op diabetes type 2 de mogelijkheid om hun bloedglucosewaarde te laten bepalen. Risicofactoren zijn onder meer zwangerschapsdiabetes in de voorgeschiedenis, het hebben van familieleden met diabetes type

WAT IS DIABETES?

2 en overgewicht. Deze aanpak heeft in Nederland zeker al resultaat geboekt: de laatste vijf jaar is flink ingelopen bij het opsporen van mensen met diabetes. Toch is naar schatting een derde van de mensen die diabetes hebben nog niet als zodanig gediagnosticeerd.

Risicofactoren voor diabetes type 2

- leeftijd ≥ 45 jaar
- overgewicht
- diabetes in de familie
- etnische afkomst (bepaalde bevolkingsgroepen lopen meer risico op diabetes)
- bekend met gestoord nuchter glucose
- zwangerschapsdiabetes in voorgeschiedenis
- verhoogde bloeddruk
- hoog cholesterolgehalte
- hart- en vaatziekte in voorgeschiedenis

1.5 Diabetes wereldwijd

Volgens cijfers van het RIVM (2005) is het aantal mensen met diabetes met 125.000 gegroeid in de periode 2000-2003. In totaal telt Nederland nu 600.000 mensen met diabetes. Dit is 26% meer dan in 2000. Daarnaast zijn er nog 250.000 mensen die diabetes hebben, maar dat nog niet weten. Het totale aantal komt daarmee op 850.000. Het Diabetes Fonds verwacht dat er binnen drie jaar zeker een miljoen mensen met diabetes zullen zijn. Het merendeel van deze mensen heeft diabetes type 2. Opvallend en zorgwekkend is dat deze vorm van diabetes op steeds jongere leeftijd wordt gediagnosticeerd. Dit komt doordat we steeds dikker worden. Diabetes komt bij mannen en vrouwen in gelijke mate voor.

Bij allochtonen komt diabetes vaker voor dan bij autochtonen, met name onder mensen van Hindoestaanse afkomst. Ook mensen van Turkse, Marokkaanse en Surinaamse afkomst hebben een verhoogde kans op het krijgen van diabetes.

Precieze cijfers over het vóórkomen van diabetes, de prevalentie, zijn moeilijk te geven omdat een aanzienlijk aantal mensen met diabetes niet bekend is. In de afgelopen tien jaar is het percentage ongediagnosticeerde mensen met diabetes wel flink afgenomen doordat huisartsen actiever mensen met diabetes zijn gaan opsporen door middel van case-finding (zie eerder).

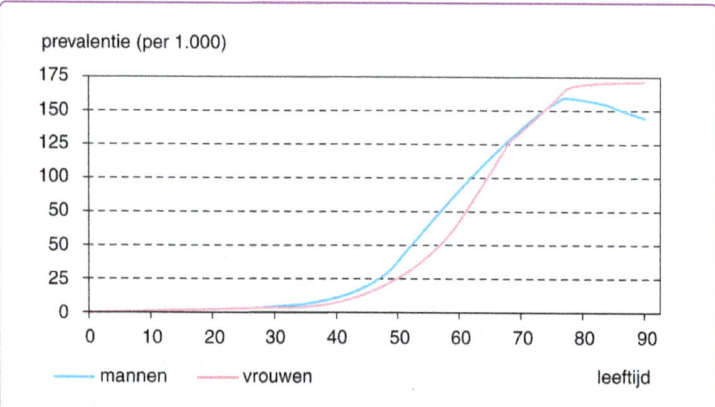

Figuur 1.1 Diabetes in Nederland. Met het stijgen van de leeftijd neemt de kans op het ontwikkelen van diabetes type 2 sterk toe (cijfers 2003).
Bron: huisartsenregistraties: CMR-Nijmegen e.o., LINH, RNUH-LEO, RNH, Transitieproject.

1.5.1 Top 10-landen

Wereldwijd komt diabetes steeds vaker voor en begint zelfs epidemische vormen aan te nemen. Het totale aantal mensen met diabetes werd in 2000 geschat op 171 miljoen; schattingen van de World Health Organisation komen uit op 395 miljoen in 2030. Met name in landen als China en India waar de economische ontwikkeling vooruitgang boekt, zal de toename het grootst zijn doordat de mensen daar de westerse (ongezonde) leefstijl overnemen. In 2000 werd het aantal mensen met diabetes in België geschat op 317.000, in Duitsland op 2,6 miljoen, in Italië op 4,3 miljoen en in Frankrijk op 1,7 miljoen.

De top 10 van landen met het grootste aantal mensen met diabetes is in tabel 1.3 weergegeven. Van alle mensen met diabetes woont 80% in landen met lage en middeninkomens.

Tabel 1.3 Lijst van landen met grootste aantallen mensen met diabetes (2000).

	land	aantal mensen met diabetes
1	India	31,7 miljoen
2	China	20,8 miljoen
3	Verenigde Staten	17,7 miljoen
4	Indonesië	8,4 miljoen
5	Japan	6,8 miljoen
6	Pakistan	5,2 miljoen
7	Rusland	4,6 miljoen
8	Brazilië	4,6 miljoen
9	Italië	4,3 miljoen
10	Bangladesh	3,2 miljoen

Bron: Wild et al., *Diabetes Care* 2004; 27: 1047-1053.

1.5.2 Geen onschuldige aandoening

Diabetes is geen onschuldige aandoening. In de periode 2001-2004 vonden in Nederland jaarlijks gemiddeld ruim 11.000 ziekenhuisopnamen plaats met als ontslagdiagnose diabetes (6,8 opnamen per 10.000 inwoners per jaar). In dezelfde periode stierven er in Nederland gemiddeld bijna 4000 mensen per jaar als gevolg van diabetes (de CBS Doodsoorzakenstatistiek). Dat zijn ongeveer 2,5 sterfgevallen per 10.000 mensen per jaar. Wereldwijd stierven naar schatting circa 1,1 miljoen mensen als gevolg van diabetes. Dit zou zelfs een onderschatting kunnen zijn. Wanneer sterfgevallen mee worden gerekend waarin diabetes een belangrijke bijdrage aan het overlijden leverde, dan zijn bij benadering 2,9 miljoen sterfgevallen toe te schrijven aan diabetes.

1.5.3 VN-resolutie voor diabetes

Ook officieel is nu erkend dat diabetes geen onschuldige aandoening is: op 21 december 2006 heeft de General Assembly van de Verenigde Naties een resolutie aangenomen waarin aandacht wordt gevraagd voor de dreiging van de diabetesepidemie. Voor het eerst hebben regeringen wereldwijd erkend dat diabetes een even grote bedreiging vormt voor de gezondheid als infectieziekten.

De resolutie heeft Wereld Diabetes Dag, 14 november, aangewezen als een officiële dag van de Verenigde Naties. Alle lidstaten van de VN worden opgeroepen om die dag te benutten om aandacht te vragen voor diabetes en alle naties worden opgeroepen om wereldwijd nationale beleidsplannen op te stellen voor de preventie, behandeling en zorg voor diabetes.

1.5.4 Kosten

Door de sterke toename van het aantal mensen met diabetes zijn de kosten voor de diabeteszorg aanzienlijk gestegen. In 2003 bedroegen de kosten in Nederland 1,2 miljard euro. In Europa zijn de kosten voor de behandeling van diabetes en de complicaties ervan geraamd op bijna 6% van het totale budget voor de gezondheidszorg. Directe medische kosten die gemaakt worden in verband met diabetes werden in de Verenigde Staten in 2002 geschat op 92 miljard dollar. Van elke 10 dollar die wordt uitgegeven in de gezondheidszorg in de Verenigde Staten, wordt 1 dollar besteed aan de behandeling van diabetes en de complicaties daarvan.

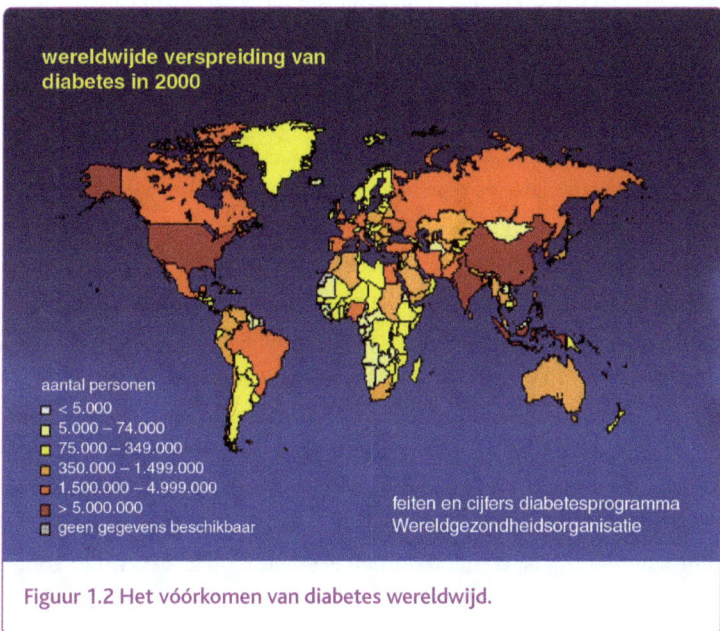

Figuur 1.2 Het vóórkomen van diabetes wereldwijd.

1.6 Samenvatting

Er bestaan twee hoofdtypen diabetes: type 1 en type 2. Diabetes type 2 is de meest voorkomende vorm van diabetes en deze vorm ontstaat in het algemeen op latere leeftijd. Bij het ontwikkelen van diabetes type 2 spelen zowel erfelijke factoren als leefstijl een doorslaggevende rol. Deze vorm van diabetes wordt behandeld met tabletten, soms ook met insuline. Het doel van de behandeling is het voorkómen van diabetescomplicaties. Type 1 begint meestal op jonge leeftijd en is het gevolg van vernietiging van de insulineproducerende cellen in de alvleesklier. Deze vorm van diabetes wordt altijd behandeld met insuline. MODY en LADA zijn bijzondere vormen van diabetes die lijken op diabetes type 2 respectievelijk type 1. Zwangerschapsdiabetes is meestal een tijdelijke vorm van diabetes die optreedt na de 24e week van de zwangerschap. Vrouwen die zwangerschapsdiabetes hebben gehad, hebben later een verhoogd risico op het krijgen van diabetes.

Opsporing van diabetes type 2 gebeurt door middel van case-finding in de huisartspraktijk. Hierdoor kan de behandeling eerder worden gestart, wat bijdraagt aan een betere preventie van complicaties. In Nederland zijn er momenteel naar schatting circa 850.000 mensen met diabetes. Door de stijging van het aantal patiënten nemen de kosten voor de diabeteszorg gestaag toe. Wereldwijd is diabetes een snel groeiend gezondheidsprobleem. Naar verwachting zullen er in 2030 meer dan 395 miljoen mensen diabetes hebben. Het geschatte aantal mensen dat jaarlijks overlijdt aan de gevolgen van diabetes ligt tussen 1 en 3 miljoen. Dat diabetes geen onschuldige aandoening is, is nu ook officieel erkend: op 21 december 2006 heeft de General Assembly van de Verenigde Naties een resolutie aangenomen waarin aandacht wordt gevraagd voor de dreiging van de diabetesepidemie.

HOOFDSTUK 2
Hoe ontstaat diabetes type 2?

Bij het ontstaan van diabetes type 2 spelen twee factoren een belangrijke rol: de insulineproductie is niet voldoende én het lichaam is ongevoelig voor de kleine hoeveelheid insuline die nog wel geproduceerd wordt.

2.1 Insulineproductie

Allereerst de insulineproductie. Bij diabetes is het evenwicht tussen de bloedglucose (suiker in het bloed) en insuline verstoord. Glucose, de belangrijkste energiebron van het lichaam, komt uit voeding met koolhydraten: zoetigheden waar suiker inzit, maar ook vruchten, melk, rijst, pasta en aardappelen. De koolhydraten worden opgenomen uit het spijsverteringskanaal en komen als glucose in het bloed terecht. Via het bloed wordt glucose door het hele lichaam getransporteerd om alle spieren en organen te voorzien van energie (figuur 2.1). Dit gebeurt door insuline, het hormoon dat wordt aangemaakt door groepjes cellen in de alvleesklier, de zogeheten eilandjes van Langerhans. Bij onvoldoende insulineproductie door de bètacellen stijgt de hoeveelheid glucose in het bloed.

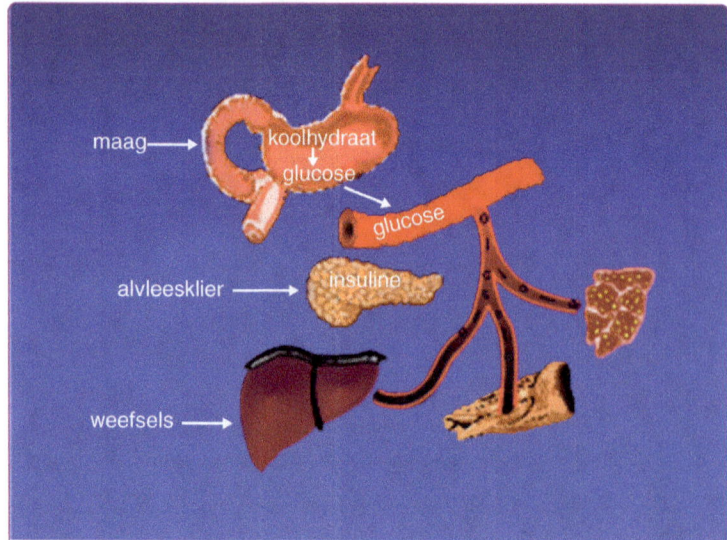

Figuur 2.1 Glucose wordt uit het bloed opgenomen met behulp van insuline (geproduceerd in de alvleesklier) en getransporteerd naar de lichaamscellen om die te voorzien van energie.

Door het tekort aan insuline kan niet alle glucose naar de lichaamscellen getransporteerd worden; er blijft glucose achter in het bloed en dit verklaart de hoge bloedglucosewaarden. Een te hoge bloedglucosespiegel wordt hyperglykemie genoemd, of kortweg hyper.

2.2 Insulineongevoeligheid

Een tweede factor is de insulineongevoeligheid, waardoor de bloedglucosewaarden stijgen. Op de lichaamscellen zijn insulinereceptoren aanwezig. Deze receptoren 'ontvangen' de insuline waardoor de cel 'opengaat' voor opname van glucose. Bij diabetes type 2 functioneren deze insulinereceptoren niet goed, waardoor de insuline zich niet kan hechten aan de cel en vervolgens de cel niet voldoende open kan gaan om de glucose op te nemen. Dit heet insulineongevoeligheid, ofwel insulineresistentie. De cellen zijn resistent geworden voor de werking van insuline. Ook al is de insulineproductie relatief nog op peil, door onvoldoende inwerking van insuline als gevolg van de insulineresistentie stijgt de bloedglucosespiegel toch (figuur 2.2).

Deze twee factoren samen zijn de oorzaak van diabetes type 2. Aanvankelijk maakt het lichaam meer insuline aan om de insulineongevoeligheid te compenseren. Op een gegeven moment gaat de insulineproductie achteruit en ontstaat er zowel insulineongevoeligheid als een tekort aan insuline.

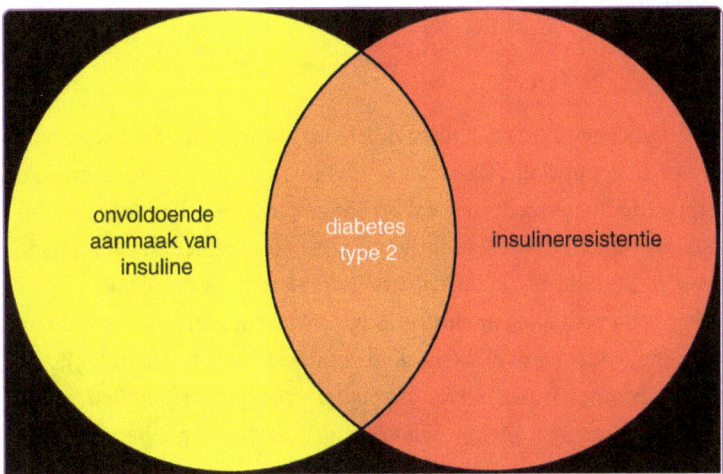

Figuur 2.2 Diabetes type 2 ontstaat door een tekort aan insuline in combinatie met ongevoeligheid voor de werking ervan.

2.3 Hyperglykemie

Door de combinatie van onvoldoende insulineaanmaak en insulineresistentie stijgen de bloedglucosewaarden en ontstaat hyperglykemie ofwel een verhoogde glucosewaarde. De bloedglucosewaarden zijn dan hoger dan 10 mmol/l. De meest voorkomende klachten zijn dorst, veel en vaak plassen en vermoeidheid. Als de hoge bloedglucosewaarden te lang aanhouden, wordt het risico op complicaties groter. Het is dus belangrijk snel maatregelen te nemen om de waarden te verlagen. Dat kan op verschillende manieren. Mensen met overgewicht kunnen hun lichaam gevoeliger maken voor insuline door af te vallen en meer te bewegen. Ook is het belangrijk het eetpatroon aan te passen. Biedt dit niet voldoende resultaat, dan zijn er bloedglucoseverlagende tabletten nodig om de bloedglucosewaarden te verlagen, of behandeling met insuline.

2.4 Hypoglykemie

Bloedglucosewaarden kunnen ook te laag worden, dat wil zeggen onder de 3,5 mmol/l. Dan is er sprake van hypoglykemie, oftewel een hypo. Een hypo treedt meestal op bij mensen die behandeld worden met insuline, maar ook mensen die alleen met tabletten behandeld worden kunnen een hypo krijgen. De tabletten die dat kunnen veroorzaken zijn de zogenoemde sulfonylureumderivaten, die de insulineproductie in de bètacellen stimuleren (zie hoofdstuk 5).
De symptomen van een hypo kunnen per persoon verschillen, maar de meeste mensen voelen zich trillerig, duizelig en hebben een hongergevoel. Zij gaan geeuwen, transpireren, hebben hoofdpijn of kunnen zich niet goed concentreren. Er zijn mensen die onrustig en opstandig worden en onsamenhangend gaan spreken, een soort 'dronkemansgedrag'. We spreken van een ernstige hypo wanneer

iemand niet meer reageert op de omgeving of zelfs buiten bewustzijn raakt.
Een hypo kan verschillende oorzaken hebben. Te veel inspanning of stress kan de bloedglucosewaarden verlagen, evenals het gebruik van alcohol. Of er zijn onvoldoende koolhydraten gegeten in verhouding met de hoeveelheid tabletten of insuline, of er zijn juist te veel tabletten genomen of er is te veel insuline gespoten. Mensen die scherp zijn ingesteld, dat wil zeggen mooie bloedglucosewaarden hebben die dicht bij de normaalwaarden liggen, lopen meer risico op een hypo dan mensen die een slechte glucoseregulatie hebben. Toch streven we naar een scherpe instelling, omdat een goede bloedglucoseregulatie het risico op complicaties verkleint. Wel is het heel belangrijk om hypo's goed aan te voelen en op tijd maatregelen te nemen.

2.4.1 Snelle oplossingen
Om uit een hypo te komen is 15 tot 20 gram koolhydraten nodig. Dit zit bijvoorbeeld in een glas limonadesiroop (22 gram), een half flesje Dextro Energiedrank (21 gram), 1,5 dl dubbeldrank (21 gram) of vijf of zes dextrotabletten (20 gram). Het kan zijn dat de hypo zo ernstig is dat mensen buiten bewustzijn of zelfs in coma raken. Dan is het zaak dat zo snel mogelijk glucose direct in de bloedbaan komt. Dat kan met glucagon, een hormoon dat de productie van glucose in de lever (= glycogenolyse) stimuleert waardoor de bloedglucosespiegel stijgt. Veel mensen, zeker de mensen die insuline spuiten, zullen het oranje doosje, de zogenoemde hypokit van NovoNordisk, in de koelkast hebben liggen. Deze hypokit bestaat uit poeder, 1 ml injectievloeistof en een wegwerpspuit. De poeder en de injectievloeistof vormen samen 1 microgram glucagon dat op elke willekeurige plek geïnjecteerd kan worden. De bloedglucose stijgt vervolgens 2,5 mmol/l. Het is belangrijk dat de partner of huisgenoot weet hoe hij of zij glucagon moet toedienen. Bij twijfel

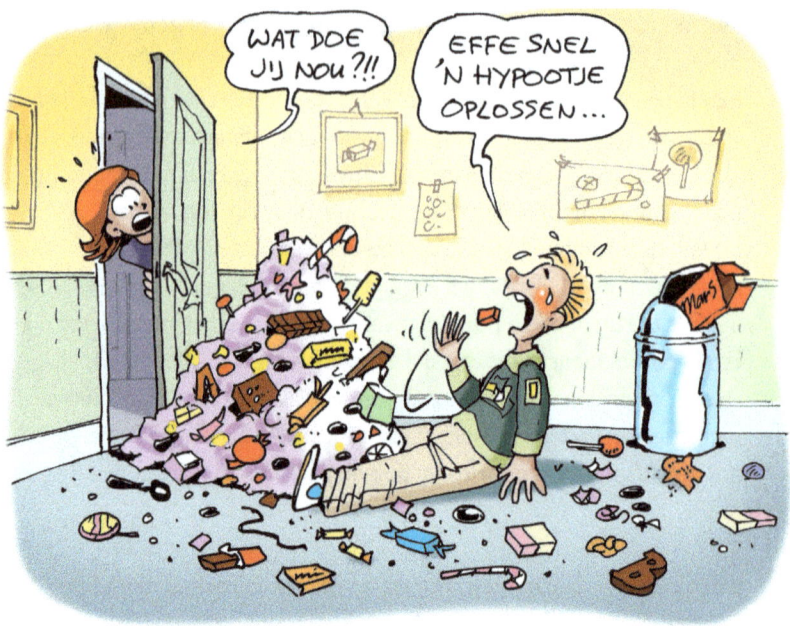

is het verstandig een arts te bellen. Ook als iemand tien minuten na toediening niet bijkomt, moet een arts gewaarschuwd worden. Ook is er Carrero, een vloeibare suiker die sneller in de bloedbaan wordt opgenomen dan normale druivensuiker. Carrero kan gegeven worden aan iemand die bewusteloos is omdat de substantie oplost in de mond en dus niet doorgeslikt hoeft te worden.

2.4.2 Nachtelijke hypo's

Hypo's kunnen overdag optreden, maar ook 's nachts. Heel vervelend, want vaak merken mensen met diabetes pas de volgende ochtend dat zij een hypo hebben gehad doordat ze flinke hoofdpijn hebben en vaak drijfnat zijn van het transpireren. Als nachtelijke hypo's regelmatig optreden, is het verstandig 's avonds voor het

slapen gaan de bloedglucose te meten. Is de waarde lager dan
8,0 mmol/l, dan is het goed om voor de zekerheid iets te eten,
een boterham of een paar volkorenbiscuits. In het algemeen zijn
de hypo's meer een probleem voor mensen met diabetes type 1 dan
voor mensen met diabetes type 2. Mensen met diabetes type 1
kunnen niet zonder insulinetoediening en vaak hanteren zij
ingewikkelder insulineschema's dan mensen met type 2.
Veel mensen met type 2 kunnen volstaan met tabletten, of spuiten
niet meer dan een of twee keer per dag insuline. Hoe dan ook,
het is verstandig om goed voorbereid te zijn op een hypo, om de
symptomen op tijd te herkennen en te weten welke maatregelen
genomen moeten worden. Ook is het veilig als mensen in de directe
omgeving de symptomen herkennen en weten wat zij kunnen doen.

2.4.3 Hypo unawareness

Mensen die al langer diabetes hebben of die regelmatig hypo's
hebben, voelen deze na verloop van tijd niet meer goed aankomen.
Het lichaam went namelijk aan de waarschuwingssignalen en zendt
die pas bij steeds lagere bloedglucosewaarden uit. We spreken dan
van 'hypo unawareness': men is 'unaware', zich niet bewust van,
hypo's. Dit probleem komt het meeste voor bij mensen die met een
intensief insulineschema worden behandeld en daardoor heel goed
gereguleerd zijn. Zij hebben meer kans op het krijgen van hypo's
en herkennen op een gegeven moment de symptomen niet meer. Als
dit grote problemen geeft, kan het zinvol zijn om de diabetes minder
scherp in te stellen om alle hypo's te voorkomen. Het lichaam
ontwent de hypo's weer, zodat het oude 'hypogevoel' terugkomt.

Zelfcontrole
Ook voor mensen met diabetes type 2 is zelfcontrole mogelijk, met
name als ook insuline wordt gebruikt. Bloedglucosemeters worden

slechts door een klein aantal zorgverzekeraars vergoed als mensen met diabetes type 2 alleen tabletten gebruiken. Mensen die insuline spuiten, krijgen de meter in de meeste gevallen wel vergoed. Het is de moeite waard om navraag te doen bij de zorgverzekeraar.

2.5 Aanleg

De aanleg voor diabetes is erfelijk, maar het hangt van meer factoren af of iemand ook daadwerkelijk diabetes krijgt. In tegenstelling tot wat veel mensen denken speelt erfelijkheid een grotere rol bij diabetes type 2 dan bij type 1. Bij diabetes type 1 produceert het lichaam helemaal geen insuline meer: als reactie op een ontsteking heeft het eigen afweermechanisme de bètacellen vernietigd.
In 90% van de gevallen is diabetes type 1 een dergelijke auto-immuunziekte en is er geen sprake van erfelijkheid. Het krijgen van type 2 is afhankelijk van een aantal risicofactoren; hier speelt erfelijkheid wel een belangrijke rol (tabel 2.1). De kans dat bij een eeneiige tweeling elk van beiden diabetes type 2 heeft bedraagt ongeveer 90%. De kans dat iemand diabetes type 2 krijgt als eerstegraadsfamilieleden dat ook hebben is drie à vier keer zo groot als wanneer er geen diabetes type 2 voorkomt bij eerstegraadsfamilieleden.

Tabel 2.1 Risicofactoren voor diabetes type 2.

Kans op diabetes type 2 als:	
vader of moeder diabetes type 2 heeft	10-20%
beide ouders type 2 hebben	40%
broer/zus type 2 heeft	15-20%
eeneiige tweelingbroer/zus type 2 heeft	70-90%

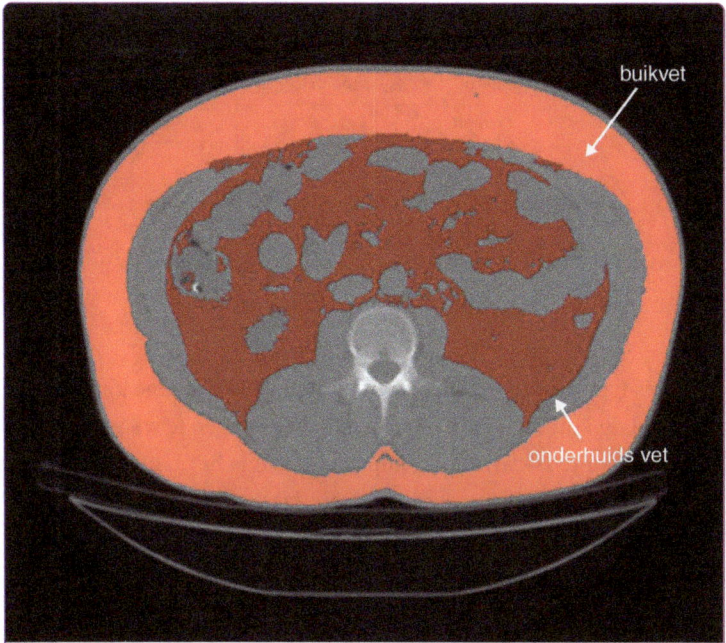

Figuur 2.3 Dwarsdoorsnede van de buik. Het overmatige buikvet is een risicofactor voor diabetes en hart- en vaatziekten.

De tailleomvang wordt gemeten op het smalste deel van de taille tussen de onderste rib en de bovenkant van het heupbeen. Vrouwen die een tailleomvang hebben van meer dan 88 cm en mannen met een tailleomvang van meer dan 102 cm hebben een verhoogd risico. De hoeveelheid buikvet kan variëren tussen verschillende etnische groepen. Indiërs hebben een hoger percentage buikvet (bij dezelfde BMI). De grenswaarden die worden aangehouden voor een te grote tailleomvang verschillen daarom per etnische categorie. Tabel 2.2 geldt voor volwassenen van 18 tot ongeveer 60 jaar.

Tabel 2.2 Tailleomvang en advies.

tailleomvang (in cm) en geslacht		beoordeling en advies
mannen	vrouwen	
< 94	< 80	probeer op gewicht te blijven (geen verhoogd risico)
94-102	80-88	blijf op gewicht (nog geen verhoogd risico, maar de gevarenzone komt in beeld)
102 en hoger	88 en hoger	probeer af te vallen (verhoogd risico)

Diabetes type 2 komt de laatste jaren vaker voor bij jonge kinderen. De oorzaak: kinderen eten niet gezond en bewegen te weinig en zijn daardoor te zwaar. De afgelopen tien jaar is het aantal kinderen met overgewicht zelfs verdubbeld. Doordat deze kinderen een groter risico hebben op hart- en vaatziekten, nierfalen en diabetes type 2 beginnen de alarmbellen te rinkelen. Heeft een kind overgewicht en komt in de familie veel diabetes type 2 voor? Dan is het belangrijk dat er een duidelijk voedingsadvies komt voor de hele familie en dat de kinderen zelf worden gemotiveerd om te gaan sporten.

Een lijstje tips voor ouders en opvoeders:
- zet voldoende basisproducten zoals brood, zuivel, groente en fruit op tafel;
- laat kinderen al heel jong verschillende soorten groenten en fruit proeven, zodat zij aan de smaak wennen;
- eet regelmatig: drie hoofdmaaltijden;
- kies voor gezonde tussendoortjes en niet meer dan twee à drie;
- beperk de hoeveelheid suikerrijke dranken;
- zet niet te veel kant-en-klare maaltijden op tafel;
- gebruik geen lekkere dingen om uw kind te verwennen;
- sta af en toe een Happy Meal toe, maar beperk 'fast food' tot speciale gelegenheden;

- stel snoepregels in (liefst niet meer dan twee snoepmomenten per dag) of maak afspraken over de besteding van zakgeld aan 'lekkere' dingen;
- neem 'beweging' op in het dagelijkse patroon: lopen of fietsen naar school, de trap nemen in plaats van de lift – en geef zelf het goede voorbeeld!
- zorg voor voldoende gelegenheid om buiten te spelen;
- stel een maximum in voor het aantal uren tv kijken en computeren;
- stimuleer uw kind om aan sport te doen (lid te worden van een sportclub).

Kinderen tussen acht en veertien jaar kunnen zelf checken of ze gezond eten: met de Eettest op www.lekkerbelangrijk.nl.

Laag geboortegewicht
Opvallend is dat diabetes vaker voorkomt bij mensen die in de hongerwinter van 1944 geboren zijn. Kinderen die tijdens de zwangerschap niet voldoende voeding hebben gekregen en die een laag geboortegewicht hadden, blijken meer risico te hebben om op latere leeftijd diabetes type 2 te krijgen. Bij deze kinderen zijn namelijk aanlegstoornissen ontstaan waardoor de alvleesklier onvoldoende ontwikkeld is met stoornissen in de insulineproductie als gevolg. Wanneer zij, eenmaal volwassen, juist te veel voedsel tot zich nemen en overgewicht krijgen, ontstaat al snel diabetes.

Mevrouw Van Delden is 59 jaar en heeft diabetes type 2. Zij gebruikt daarvoor tabletten. Zij is erg gemotiveerd om af te vallen. Dat is ook nodig, want haar gewicht is 88 kg bij een lengte van 1.69 m. Mevrouw Van Delden vraagt aan haar huisarts wat een gezond gewicht voor haar zou zijn. Haar huisarts legt uit dat het beter is eerst te kijken naar de body mass index (BMI) en dan naar het aantal kilo's lichaamsgewicht. Als we de BMI uitrekenen voor mevrouw

Van Delden komen we op 88 kg/(1.69 m)² = 30,8. Bij een BMI hoger dan 30 spreken we van obesitas (ernstig overgewicht).

BMI:

< 18,5	ondergewicht
18,5-25	gezond gewicht
25-30	overgewicht
> 30	obesitas

Ook de tailleomvang van mevrouw Van Delden, 98 cm, blijkt veel te hoog. De huisarts legt uit dat te veel vet in de buikholte vaak betekent dat er ook te veel vet in de lever en de spieren zit. Mensen met veel buikvet hebben een 'appelvorm': het vet zit vooral in de buik. Zo ook bij mevrouw Van Delden. Mensen met overwegend onderhuids vet hebben een 'peervorm': het vet zit meer in de heupen en billen. De 'appelvorm' voorspelt een groter risico op hart- en vaatziekten.

2.7 Preventie van diabetes

Diabetes type 2 is misschien niet altijd te voorkomen, maar kan wel worden uitgesteld. Door gezond eten en een gezond lichaamsgewicht kan de geringe hoeveelheid insuline die nog aangemaakt wordt voldoende effect hebben om ervoor te zorgen dat de bloedglucosewaarden goed blijven.
Concreet betekent dit dat verminderen van overgewicht en meer lichaamsbeweging essentieel zijn. Zeker voor mensen die nog geen diabetes hebben, maar al wel een verhoogde bloedglucosespiegel (zie hoofdstuk 1, par. 1.3, onder 'pre-diabetes'). Er is belangrijk onderzoek gedaan bij mensen met 'pre-diabetes' naar de effecten van intensieve leefstijlveranderingen op het ontwikkelen van diabetes. In een Fins onderzoek is bij 552 mensen (gemiddelde leeftijd 55 jaar) onderzocht of zij minder snel diabetes zouden ontwikkelen als zij hun leefstijl aan zouden passen. De deelnemers

hadden gestoorde twee-uursglucosewaarden én overgewicht.
De helft van de deelnemers werd intensief begeleid om af te vallen en meer te bewegen. De andere helft kreeg deze intensieve begeleiding niet. In de groep die intensief werd behandeld was na twee jaar de gemiddelde gewichtsdaling 3,5 kg, in de andere groep 0,8 kg.
Na vier jaar bedroeg het aantal nieuwe gevallen van diabetes 11% in de groep die intensief behandeld was, terwijl dat in de niet-intensief behandelde groep beduidend hoger was (23%).

De conclusie: mensen met pre-diabetes én overgewicht krijgen minder snel diabetes als zij erin slagen hun leefstijl te verbeteren.

2.8 Samenvatting

Diabetes type 2 ontstaat als er onvoldoende insuline wordt aangemaakt door de bètacellen in de eilandjes van Langerhans, terwijl er bovendien sprake is van insulineresistentie. Deze twee factoren samen zijn de oorzaak van diabetes type 2. In de aanloopfase maakt het lichaam meer insuline aan om de insulineresistentie te compenseren. Op een gegeven moment gaat de insulineproductie achteruit en ontstaat er zowel insulineongevoeligheid als een tekort aan insuline.
De aanleg voor diabetes type 2 is erfelijk, maar het hangt van meer factoren af of iemand ook daadwerkelijk diabetes krijgt.
Ook omgevings- en gedragsfactoren hebben namelijk veel invloed. De belangrijkste risicofactoren voor het ontwikkelen van diabetes type 2 zijn overgewicht, een grote hoeveelheid buikvet, gebrek aan lichaamsbeweging en ongezonde eetgewoonten. De stijging van het aantal mensen met diabetes type 2 is het gevolg van de sterke toename van het aantal mensen met ernstig overgewicht. Doordat

ook steeds meer jonge kinderen te zwaar zijn, komt diabetes type 2 tegenwoordig zelfs al op jonge leeftijd voor. Door gezond te eten, af te vallen en meer te bewegen kan diabetes type 2 voorkomen of in elk geval uitgesteld worden.

Als de bloedglucosewaarden ondanks een dieet en voldoende beweging toch te hoog blijven, worden bloedglucoseverlagende tabletten voorgeschreven en meestal gecombineerd met een persoonlijk dieetadvies. Bij behandeling met medicijnen is het belangrijk om de juiste balans te vinden tussen voeding, beweging en medicatie. Met name als insuline wordt gebruikt, kan bij een teveel aan medicijnen, te weinig voeding of te veel activiteiten een hypo optreden. Dit is meestal snel op te lossen met extra (snelle) koolhydraten. Aan de andere kant kunnen de bloedglucosewaarden door een tekort aan medicijnen ook te hoog worden en dan ontstaat een 'hyper'. Het is belangrijk altijd de juiste balans te blijven zoeken.

HOOFDSTUK 3
Wat staat me te wachten?

Mensen met diabetes lopen risico op complicaties. Dat is voor velen een schrikbeeld. Maar er is ook positief nieuws: dankzij verbeterde behandelmethoden en onderzoek, maar ook door consequenter en zorgvuldiger te behandelen is bij steeds meer mensen de diabetesregulatie goed en is het risico op complicaties de laatste jaren aanzienlijk minder geworden. Er is geen garantie dat iemand met een goede diabetesregulatie die gezond eet en voldoende beweegt, helemaal geen complicaties krijgt. Zeker niet de mensen die al langere tijd diabetes hebben. Toch is dit wel dé manier om complicaties te voorkomen, of in elk geval uit te stellen.
Een gezonde leefstijl en regelmatige controle van de bloedglucosewaarden blijven essentieel.

Complicaties treden niet bij iedereen in dezelfde mate op. De oorzaak hiervan is niet helemaal duidelijk, maar het is zeker niet alleen afhankelijk van een goede of minder goede instelling. Wel is een aantal factoren opgehelderd die invloed hebben op het ontstaan van complicaties. Allereerst kan er aanleg zijn voor bepaalde complicaties. In sommige families zie je vaker en ernstigere complicaties dan in andere. Ook is bekend dat sommige

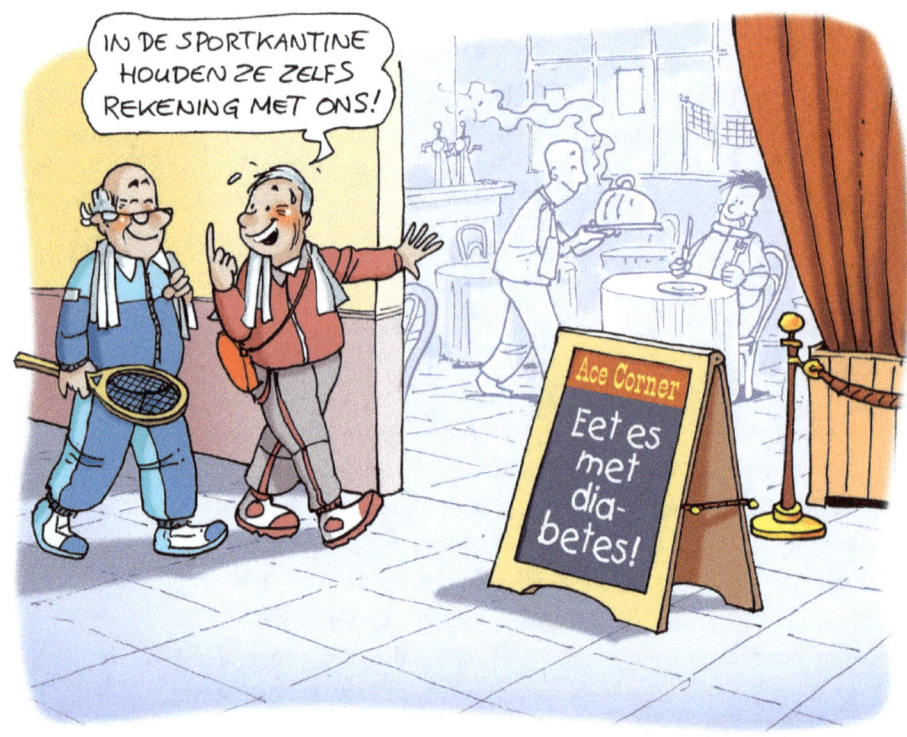

etnische groeperingen meer kans hebben op diabetes en ook vaker complicaties krijgen. Vooral bij de Hindoestaanse Surinamers komen vaker complicaties voor dan bij autochtonen met diabetes type 2. Een reden hiervoor zou kunnen zijn dat bij deze bevolkingsgroep ook andere risicofactoren voor hart- en vaatziekten vaker voorkomen, zoals hoge bloeddruk. Ten slotte hebben mensen die al op jonge leeftijd (18-45 jaar) diabetes type 2 krijgen een grotere kans op het ontwikkelen van complicaties op de langere termijn dan mensen die diabetes na hun 45e krijgen.

3.1 Complicaties

Op de langere termijn kan diabetes complicaties tot gevolg hebben. De belangrijkste zijn beschadigingen aan het netvlies (retinopathie), de nieren (nefropathie), de zenuwen (neuropathie) en hart- en vaatziekten. In het uiterste geval kunnen ernstige complicaties optreden, zoals blindheid, nierfalen en wonden aan de voeten. Zoals gezegd zijn dit voor veel mensen schrikbeelden die voorkómen kunnen worden door een goede diabetesregulatie en een regelmatige controle door een arts of diabetesverpleegkundige, een oogarts en een pedicure. Grofweg zijn de beschadigingen in te delen in aandoeningen van de grote bloedvaten (macrovasculaire complicaties) en van de kleine bloedvaten en haarvaten (microvasculaire complicaties). Hoe deze beschadigingen precies ontstaan, is nog maar deels duidelijk. Het lijkt een ingewikkeld spel van verstoorde stofwisselingsmechanismen in de lichaamscellen door de continue aanwezigheid van een verhoogde hoeveelheid glucose in het bloed. Daarom is een goede diabetesregulatie zo enorm belangrijk; hoge bloedglucosewaarden hebben een sterke negatieve invloed op het ontstaan van complicaties en de snelheid waarmee zij zich ontwikkelen. Het blijkt dat een daling van het HbA_{1c} van 1% de kans op het krijgen van microvasculaire complicaties vermindert met 35%.

De meest voorkomende complicaties van diabetes type 2 worden hier weergegeven en zullen vervolgens uitvoeriger worden besproken.

Aandoeningen van de grote slagaders (macroangiopathie):
- kransslagadervernauwing; risico: hartinfarct;
- vernauwing van de slagaders naar hersenen; risico: beroerte of TIA;
- vernauwing van de slagaders naar de benen; risico: 'etalagebenen'.
  Door de vernauwing of afsluiting van de grote en middelgrote slagaders van de benen ontstaat pijn bij het lopen, die na het stoppen met lopen snel weer wegzakt.

Aandoeningen van de kleine vaten en haarvaatjes (microangiopathie):
- aantasting van het netvlies (retinopathie);
- aantasting van de nieren (nefropathie);
- aantasting van de zenuwen (neuropathie).

3.2 Aandoeningen van de grote slagaders

Omdat diabetes de bloedvaten aantast, ontstaat er bij mensen met diabetes sneller aderverkalking (atherosclerose). Als gevolg hiervan kunnen vaten (deels) dichtslibben, wat ernstige aandoeningen kan veroorzaken. Wanneer de vernauwing optreedt in de slagaders rondom het hart (kransslagaders), kan dit pijn op de borst (angina pectoris) veroorzaken of zelfs tot een hartinfarct leiden. Mensen met diabetes type 2 hebben een grotere kans (60 tot 70%) dan mensen zonder diabetes (35%) om te sterven aan hart- en vaatziekten. Voor mannen is de kans om te sterven aan een hartinfarct tweemaal hoger en voor vrouwen ongeveer driemaal hoger.

Vindt de vernauwing plaats in de slagaders richting het hoofd en de hersenen, dan kan dit tot een TIA (Transient Ischemic Accident) of een CVA (herseninfarct/beroerte) leiden. Een TIA is een plotseling ontstane en korter dan 24 uur durende verlamming van een arm, been, het gelaat of spraakuitval. In geval van een CVA (cerebrovasculair accident) duren de klachten langer dan 24 uur of zijn ze zelfs blijvend.

De vernauwing van de slagaders kan voorkomen in de lies of de benen (perifeer arterieel vaatlijden). Symptomen hiervan zijn pijnklachten die in kuit, dijbeen of bil ontstaan tijdens het lopen, maar die onmiddellijk verdwijnen tijdens rust. In dit geval spreken we van 'etalagebenen'.

De kans op het krijgen van deze complicaties is groter wanneer er naast diabetes nog andere risicofactoren voor hart- en vaatziekten aanwezig zijn, zoals roken, overgewicht en alcoholgebruik. Het is bij mensen met diabetes extra belangrijk om eventueel andere risicofactoren te behandelen. De risicofactoren voor het krijgen van hart- en vaatziekten, naast diabetes, zijn:
– hogere leeftijd;
– man;
– hart- en vaatziekten in de familie (eerstegraads voor het 60e jaar);
– roken;
– overgewicht;
– overmatig alcoholgebruik;
– hoge bloeddruk;
– hoog cholesterolgehalte.

Sommige risicofactoren zijn niet te beïnvloeden, zoals leeftijd, geslacht en familiaire belasting. De andere zijn met leefstijlaanpassingen en/of medicijnen goed te behandelen. Hierover meer in hoofdstuk 5.

3.3 Aandoeningen van de kleine bloedvaten en haarvaten

3.3.1 Retinopathie
Diabetische retinopathie is een vorm van aantasting van de kleine slagadertjes en haarvaten van het netvlies van het oog. De bloedvaatjes en haarvaten in het netvlies (retina) zijn aangetast als gevolg van vaak langer bestaande of slecht ingestelde diabetes. Ook hoge bloeddruk, nierafwijkingen en verhoogde vetgehalten spelen een rol bij het ontstaan van retinopathie. De bloedvaatjes zijn essentieel voor een goede werking van het netvlies omdat alleen zij het netvlies van zuurstof en voedingsstoffen kunnen voorzien.

Om zo vroeg mogelijk te ontdekken of er sprake is van retinopathie is het belangrijk om meteen nadat de diagnose diabetes is gesteld naar een oogarts te gaan die door middel van speciaal onderzoek kan nagaan of de ogen zijn aangetast. Bij mensen met diabetes type 2 is niet altijd duidelijk wanneer de verhoogde bloedglucosewaarden zijn ontstaan, omdat het soms jaren duurt voordat de diabetes wordt vastgesteld. Dat is de reden waarom bij deze mensen in veel gevallen al retinopathie aanwezig is op het moment van de diagnose.
In een grootschalige Britse studie (UKPDS) waaraan bijna 4000 patiënten – bij wie recent diabetes type 2 ontdekt was – deelnamen, werd bij 37% al retinopathie gevonden. Na zes jaar werd het gevonden bij 22% van de deelnemers die bij aanvang van het onderzoek nog geen retinopathie hadden. Na twintig jaar had ongeveer 75% een of andere vorm van retinopathie. Bekend is dat 90% van alle insulineafhankelijke diabetespatiënten retinopathie krijgt en 75% van de insulineonafhankelijke patiënten. In de meeste gevallen verloopt de retinopathie mild, maar kan ook tot slechtziendheid en zelfs blindheid leiden.

Klachten

Het gevaarlijke van retinopathie is dat het in de meeste gevallen geen klachten geeft. Dat komt doordat een groot deel van het netvlies niet zo belangrijk is om scherp te kunnen zien. Pas als de afwijkingen ernstiger vormen aannemen kunnen wel klachten ontstaan. Dat gebeurt pas nadat de macula is aangetast: dat is het deel van het netvlies dat uiterst belangrijk is om scherp te kunnen zien. De belangrijkste klacht is dan ook dat men niet meer scherp kan zien. Soms zien mensen dingen 'voorbijvliegen' die lijken op vlokken of spinnenwebben, of gordijnen, of zien ze de kleuren minder duidelijk. Het advies luidt: ga in dat geval zo snel mogelijk naar een arts om de klachten te laten onderzoeken. Ook als er geen klachten zijn is het belangrijk om de ogen eenmaal per jaar door een oogarts te laten controleren.

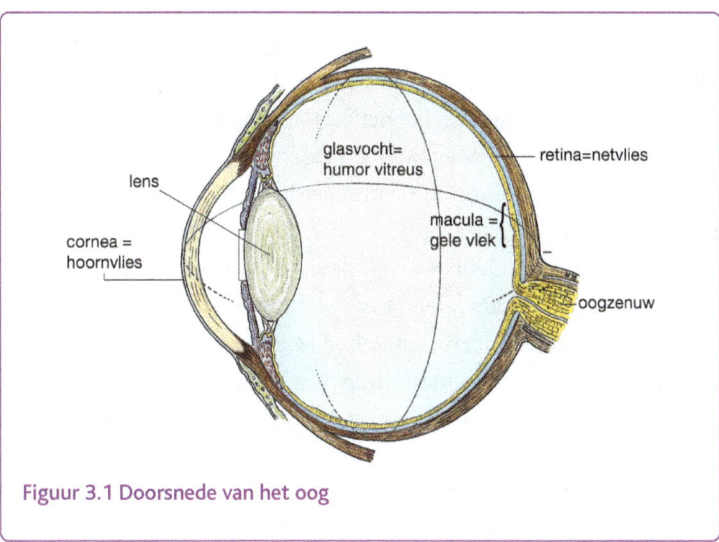

Figuur 3.1 Doorsnede van het oog

Diagnose en behandeling

Omdat retinopathie in het begin weinig klachten geeft en diabetes type 2 vaak pas ontdekt wordt terwijl de bloedglucosewaarden al langer hoog zijn, moet zo snel mogelijk na het stellen van de diagnose gecontroleerd worden of retinopathie aanwezig is. Daarna zijn preventieve oogheelkundige controles nodig om mogelijk andere afwijkingen van het netvlies op te sporen en zo nodig te behandelen. Als er geen retinopathie is en er geen risicofactoren bestaan is één keer per jaar controle voldoende.

Visusbepaling en oogspiegelonderzoek

Afwijkingen aan het netvlies kunnen worden opgespoord met behulp van een zogenoemde visusbepaling (het bepalen van de visus = gezichtsvermogen). Visusbepaling wordt uitgevoerd met kaarten waar letters, ringen met openingen of figuren op staan. Afwisselend wordt het rechter- of linkeroog afgedekt en moet de patiënt op een bepaalde vaste afstand de tekens oplezen. Bij het oogspiegelen wordt na verwijding van de pupil het netvlies bekeken. Tegenwoordig kan dit ook worden gedaan met fundusfotografie. Met fundusfotografie worden foto's gemaakt van het netvlies waarop de bloedvaatjes beoordeeld kunnen worden. Soms worden beide onderzoeksmethoden gecombineerd gebruikt. Bij bestaande netvliesafwijkingen is fundusfotografie nog geen geaccepteerd alternatief voor oogspiegelonderzoek. Bij onduidelijke afwijkingen of als voorbereiding op een behandeling kan er aanvullend fluorescentie-angiografie uitgevoerd worden. Dit is een onderzoeksmethode waarbij foto's van het netvlies worden gemaakt met behulp van blauw flitslicht en een speciaal fototoestel. Er wordt dan contrastvloeistof in een ader in de arm gespoten. De kleurstof verspreidt zich door het hele lichaam en wordt vrij snel naar het oog getransporteerd, zodat duidelijke foto's van het netvlies kunnen worden gemaakt.

Is er daadwerkelijk sprake van retinopathie, dan wordt er meestal behandeld met lasertherapie. Met laserbehandeling kunnen gebieden met zuurstofgebrek, ernstige bloedvatlekkage en bloedvatnieuwvormingen vaak goed behandeld worden. Deze gebieden worden door de lasertherapie dichtgebrand, waardoor de kans op een ernstige bloeding – en daarmee het risico op blindheid – sterk afneemt. Bij ernstige bloedingen in het glasvocht (humor vitreus, zie figuur 3.1) of met erg veel nieuw gevormde bloedvaatjes wordt het glasvocht operatief verwijderd en vervangen door een heldere vloeistof (vitrectomie).

3.3.2 Nefropathie

Diabetische nefropathie is een afwijking aan de nieren. De nieren bestaan uit de nierschors (buitenste laag) en niermerg (binnenste laag) en bevinden zich rond het nierbekken. De nierschors bevat nierfilters; daardoor worden de afvalstoffen uit het bloed gefilterd, waarna ze het lichaam via de urine kunnen verlaten. Dat is de bekendste, maar zeker niet de enige functie van de nieren.
Zo maken de nieren ook deel uit van de water- en zouthuishouding, de bothuishouding (kalk en fosfaat), hebben ze grote invloed op de bloeddruk en produceren ze epo (erytropoëtine) om de stand van de rode bloedlichaampjes op peil te houden.
Diabetische nefropathie is een sluipende aandoening. De nierfilters raken beschadigd, in het bijzonder door de langdurig aanwezige hoge bloedglucosewaarden, maar ook door aderverkalking in de vaten naar en in de nieren. De beschadigingen ontstaan doordat eiwitten (albumine) in de filters en op andere plaatsen in de nieren neerslaan. Uiteindelijk gaan de nierfilters kapot en lekt er eiwit in de urine. In het begin is dat een kleine hoeveelheid (microalbuminurie), maar naarmate de nierschade toeneemt zal het albuminegehalte in de urine stijgen (macroalbuminurie). Op een gegeven moment gaat

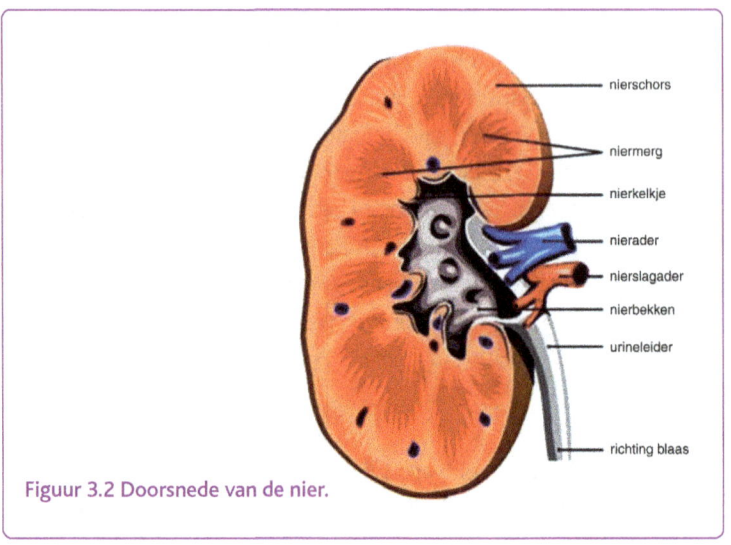

Figuur 3.2 Doorsnede van de nier.

de nierfunctie zelf achteruit. De afvalstof creatinine, die normaal gesproken uit het bloed wordt gefilterd en via de urine wordt uitgescheiden, blijft dan in hogere mate in het bloed achter.

Bij diabetische nefropathie functioneren de nieren de eerste jaren vaak beter dan normaal terwijl de hoeveelheid eiwitten in de urine toeneemt. Bij macroalbuminurie en verder stijgende hoeveelheden eiwit zal de nierfunctie afnemen.

Er is meestal nog geen nierschade op het moment dat de diagnose diabetes wordt gesteld; ongeveer 7% van de mensen bij wie diabetes recent is ontdekt heeft nierschade. Hoe langer de diabetes aanwezig is, hoe groter de kans op het krijgen van nefropathie. Ook hier spelen erfelijkheid en afkomst weer een rol. Het voorkomen van nefropathie varieert van 5 tot 25% bij mensen van Europese afkomst tot rond 50% bij mensen van Afro-Caribische, Indiase en Japanse afkomst. In bepaalde families komt nefropathie vaker voor.

Naast een slechte bloedglucoseregulatie spelen hoge bloeddruk, roken en de andere risicofactoren voor hart- en vaatziekten ook hier een ongunstige rol.

Klachten
Diabetische nefropathie geeft lange tijd geen klachten. Als er wel klachten ontstaan is er vaak al sprake van forse nierschade. Meer afvalstoffen in het bloed en het vasthouden van water en zout kan leiden tot moeheid (onder andere door bloedarmoede), verminderde eetlust, misselijkheid, oedeem (vocht in de benen) en benauwdheid.

Diagnose en behandeling
Omdat nefropathie zelden klachten geeft, moeten alle mensen met diabetes hierop jaarlijks gescreend worden. Dit gebeurt meestal door de hoeveelheid albumine in de urine te bepalen. Daarnaast wordt de concentratie van creatinine in het bloed gemeten. Hiermee kan bekeken worden hoe de nierfunctie is.
In het eerste stadium bevindt zich minder dan 30 mg albumine in de urine die 24 uur lang is opgespaard. Wanneer er tussen 30 en 300 mg albumine in de urine wordt gevonden, spreken we van microalbuminurie. Bij meer dan 300 mg albumine in 24-uursurine spreken we van macroalbuminurie. Vaak is in de eerste stadia de nierfunctie nog normaal en merkt de persoon er zelf niets van.
Pas later ontstaat echte nierschade, waarbij de nieren uiteindelijk onvoldoende functioneren om afvalstoffen af te voeren en nierdialyse nodig is. Van alle mensen die gedialyseerd worden heeft in Europa ongeveer 15% diabetes.
Gezonde voeding en niet roken zijn heel belangrijk om nefropathie te voorkomen. Daarnaast zijn een adequate bloedglucoseregulatie en een goede bloeddruk essentieel. Treedt er toch nefropathie op, dan is het zinvol om minder zout en dierlijke eiwitten te gebruiken en de

bloeddruk te verlagen. Bij beginnende nierschade kunnen bepaalde bloeddrukverlagende medicijnen (ACE-remmers of AII- antagonisten) positieve invloed hebben, in de zin van vermindering van de kans op ernstiger nierschade en hart- en vaatziekten.

Het is gebleken dat de zojuist genoemde maatregelen bij mensen met een normale bloeddruk een zelfde resultaat hebben. In enkele gevallen verdwijnt de microalbuminurie vanzelf. Voor mensen met diabetes type 2 die naast hoge bloeddruk ook macroalbuminurie hebben, is het uiterst belangrijk de bloeddruk te verlagen. In deze fase blijken vaak meer medicijnen nodig te zijn om de bloeddruk adequaat te kunnen verlagen. Zodra er eenmaal ernstig nierfunctieverlies bestaat, moeten ook de daarmee samenhangende bloedarmoede en problemen in de bothuishouding behandeld worden. Bij toenemende verslechtering van de nierfunctie is uiteindelijk dialyse of een niertransplantatie noodzakelijk.

3.3.3 Neuropathie

Neuropathie is een aantasting van het zenuwstelsel waardoor het gevoel vermindert en wondjes soms te laat worden opgemerkt. Dit kan in het uiterste geval leiden tot amputatie. Belangrijk is dit niet als schrikbeeld voor ogen te houden, maar te werken aan een goede diabetesregulatie en gezond te leven.

Het zenuwstelsel bestaat grof gezegd uit twee delen: een centraal deel (de hersenen en het ruggenmerg) en een perifeer deel (de zenuwbanen die vanaf de hersenen en het ruggenmerg door het hele lichaam lopen). Binnen het zenuwstelsel kunnen we een tweerichtingsverkeer onderscheiden: zenuwvezels die prikkels vanaf het centrale zenuwstelsel naar bijvoorbeeld spieren geleiden en zenuwvezels die gevoelsprikkels (zoals pijn, aanraking, warmte en koude) naar het centrale zenuwstelsel geleiden. De belangrijkste

oorzaak van diabetische neuropathie zijn afwijkingen in de kleine bloedvaten van de zenuwen. Deze bloedvaatjes kunnen onder invloed van diabetes veranderen, waardoor minder zuurstof de zenuwen bereikt. Een tekort aan zuurstof kan zenuwen beschadigen.
De kans op het krijgen van neuropathie neemt toe naarmate diabetes langer bestaat. Risicofactoren die bijdragen aan het ontstaan van diabetische neuropathie zijn: slechte diabetesregulatie, roken, hoge bloeddruk, overmatig alcoholgebruik, vet- en nierfunctiestoornissen. Ook slechte sociaal-economische omstandigheden zijn van invloed.

Verschillende zenuwen
Neuropathie kan in verschillende zenuwen ontstaan. In veel gevallen beperken de klachten zich tot de gebieden waar de langste zenuwvezels naartoe gaan, dat wil zeggen naar de voeten.
De neuropathie kan zich uitbreiden naar de onderbenen en nog later naar de handen. Soms breidt het zich ook uit naar het gebied rondom de navel. De gevoelsstoornissen zijn vaak in beide handen en voeten aanwezig en zijn sok- of handschoenvormig verdeeld.
Bij een ernstige vorm van neuropathie worden ook de zenuwen in de spieren naar de voeten en handen aangetast, waardoor mensen minder spierkracht hebben. Door deze 'motorische neuropathie' kunnen standafwijkingen van de voeten ontstaan door aantasting van de kleine voetspieren.
Er bestaat ook een vorm van neuropathie waarbij het onwillekeurige (autonome) zenuwstelsel gestoord is. Dit zijn de zenuwen die de inwendige organen aansturen: maag, darmen, blaas, hart en bloedvaten en huid.

Klachten
Verschijnselen van neuropathie komen uiteindelijk voor bij 90% van alle mensen met diabetes type 1. Bij mensen met diabetes type 2 is het niet precies duidelijk omdat de gegevens daarover nogal variëren. Perifere neuropathie komt het meest voor in de benen; klachten zijn meestal pijn, en na verloop van tijd kan een doof gevoel ontstaan, het gevoel alsof je op watten loopt. Ook het gevoel in de handen kan verminderen. Het gevaar is dat warmte of pijn minder goed gevoeld worden. Mensen branden zich zonder dat zij dat meteen in de gaten hebben of verwonden zich zonder het (direct) te merken. Ook kunnen zij minder goed hun evenwicht bewaren, zeker in het donker. Soms gaan deze gevoelsstoornissen gepaard met pijn en tintelingen, die vooral optreden in rust en 's nachts. Ook zijn er mensen die juist een overgevoelige huid hebben als zij aangeraakt worden, of die denken dat zij koude voeten hebben, terwijl die juist warm blijken te zijn.
Autonome neuropathie kan diverse uitwerkingen hebben.
Door beschadigingen aan het zenuwstelsel is het mogelijk dat mensen een droge huid krijgen doordat zij minder zweten.
Het gevaar is dat in een droge huid gemakkelijker kloofjes kunnen ontstaan en hierdoor wondjes, die soms pas laat opgemerkt worden. Ook kan het zijn dat iemand juist meer dan normaal transpireert. Als de maag- en darmzenuwen aangedaan zijn door de neuropathie, kunnen er klachten ontstaan als een vol gevoel, misselijkheid, diarree of verstopping. Niet meer goed functionerende zenuwen in de spieren naar de urineblaas kunnen moeite met plassen of juist ongewild urineverlies (incontinentie) geven. Wanneer de zenuwen van het hart zijn beschadigd kunnen duizeligheidsklachten ontstaan. Een lastige en helaas veel voorkomende aandoening zijn erectiestoornissen. De schattingen lopen uiteen, maar ongeveer 1 op 6 volwassen mannen heeft wel eens last heeft van erectieklachten.

Dat zijn mannen zonder diabetes. Bij diabetes ligt het aantal veel hoger; ongeveer de helft van de mannen met diabetes krijgt vroeg of laat erectieproblemen als gevolg van neuropathie. Dit kan veel invloed hebben in de privésfeer. Helaas is dit nog altijd geen onderwerp dat mensen gemakkelijk bespreken. Dat is vooral jammer omdat de mogelijkheden om erectiestoornissen te behandelen zijn toegenomen. Erectiepillen zoals Viagra® (sildenafil), Cialis® (tadalafil) en Levitra® (vardenafil) zijn in veel gevallen effectief.

De heer Van Ginkel, 62 jaar, heeft negen jaar diabetes en bezoekt zijn huisarts voor controle. De huisarts bespreekt met hem de uitslagen van het bloed- en urineonderzoek en vraagt hoe het met hem gaat. De huisarts vraagt ook expliciet of er seksuele problemen zijn. De heer Van Ginkel kijkt wat verbaasd en antwoordt dat het inderdaad 'niet altijd helemaal gaat zoals hij eigenlijk wil', maar 'dat zal wel met het ouder worden te maken hebben'.
De huisarts legt uit dat er een verband kan bestaan tussen zijn klachten en het hebben van diabetes. Door de beschadigingen van de kleine bloedvaten en zenuwen kunnen er erectiestoornissen ontstaan. De wand van de kleine bloedvaten kan zich minder snel en goed verwijden. Vooral bij mannen die al langer diabetes hebben komt deze erectiestoornis voor. De huisarts vertelt dat hij desgewenst een medicijn kan voorschrijven om de doorbloeding en daarmee de erectie te verbeteren. De huisarts spreekt met de heer Van Ginkel af dat zij de volgende keer op dit onderwerp zullen terugkomen, niet voordat hij en zijn partner dit samen hebben besproken.

Minder frequent geeft neuropathie acute pijnlijke klachten. Dit zijn hevige pijnen, die in de voeten ontstaan en zich vaak snel uitbreiden naar het gehele been. De acute pijnlijke neuropathie reageert over het algemeen goed op verbetering van de bloedglucosewaarden: meestal verdwijnen de pijnklachten na 6 tot 10 maanden.

Diagnose en behandeling

De arts of verpleegkundige onderzoekt of er sprake is van neuropathie door het testen van het gevoel. Daarvoor wordt een instrumentje (een Semmes-Weinstein monofilament) gebruikt dat loodrecht met lichte druk op bepaalde plaatsen van de voet wordt geplaatst. De patiënt wordt gevraagd met gesloten ogen aan te geven of hij of zij het instrument rechts of links voelt. Soms worden er andere onderzoeken aan toegevoegd, zoals het stemvorkonderzoek. Hierbij wordt een aangeslagen stemvork op de voet gezet, waarbij de patiënt (met gesloten ogen) links en rechts vergelijkt. Met een watje kan het gevoel worden beoordeeld. De voet, het been omhoog en links en rechts worden met elkaar vergeleken, terwijl de patiënt de ogen gesloten houdt. Als laatste kunnen met een reflexhamer reflexen worden opgewekt. De belangrijkste is de reflex waarbij de arts met de reflexhamer op de achillespees tikt. Afwezigheid van een reflex kan duiden op neuropathie.

> Pijnlijke neuropathie verdwijnt in de meeste gevallen vanzelf binnen een jaar. Dat kan positief zijn: de zenuwfunctie herstelt zich. Maar het kan ook juist een teken zijn dat de zenuwfunctie is verslechterd: het gevoel is verdwenen en hiermee de pijn. In alle situaties geldt: zorg voor optimale bloedglucoseregulatie, zodat de zenuwfunctie verbetert en klachten minder worden.

Soms zijn er pijnstillers, zoals paracetamol en ibuprofen, nodig om de klachten draaglijk te maken. Omdat deze 'gewone' pijnstillers niet altijd goed helpen tegen pijn ten gevolge van neuropathie worden dikwijls andere middelen gebruikt, zoals amitriptyline of duloxetine (van oorsprong antidepressiva) of carbamazepine, gabapentine en pregabaline (van oorsprong anti-epileptica).

Een anesthesioloog kan eventueel met behulp van een zenuwblokkade of elektrostimulatie proberen de pijn te verminderen.

3.3.4 Diabetische voet

De meeste mensen met diabetes hebben wel eens gehoord van een 'diabetische voet' en misschien ook wel een angstaanjagend voorbeeld daarvan gezien in een medisch televisieprogramma. De term 'diabetische voet' wordt gebruikt wanneer mensen met diabetes een zweertje of open wondje aan de voet hebben. In de meeste gevallen zijn de zenuwen aangetast (polyneuropathie) met als gevolg: gevoelsverlies in de voet, afwijkingen aan de stand van de voet en gestoorde bloedtoevoer. Door de gevoelstoornissen worden wondjes, blaren en drukplekken minder snel opgemerkt. Door autonome neuropathie zweten mensen minder en wordt de huid van de voeten droog en schilferachtig. Hierdoor ontstaan sneller kloven en wondjes. Als de aders verkalkt zijn in de onderbeenvaten stroomt het bloed minder goed door naar de voeten, genezen wondjes minder snel en raken eerder geïnfecteerd. Ook kan er sprake zijn van gewrichtsstijfheid in de voeten. Dit veroorzaakt een afwijkende stand van de voet. Het gevolg is dat op bepaalde plaatsen meer druk wordt uitgeoefend; daar ontstaat dan overmatig eelt.

Als een of meer van bovenstaande problemen aanwezig zijn, bestaat er een verhoogde kans op het ontwikkelen van een open wondje dat slecht geneest (ulcus) en infectie daarvan. Doordat bij mensen met diabetes de bloedglucosewaarden gemiddeld hoger zijn dan bij mensen zonder diabetes, ontstaan infecties eerder en genezen ze trager. De gemiddelde genezingsduur van een voetulcus is twee tot vijf maanden. In Nederland krijgt jaarlijks ongeveer 2% van de mensen met diabetes type 2 een diabetisch ulcus en ondergaat 0,6% een amputatie.

Klachten
De diabetische voet kan een scala aan klachten geven: koude voeten, verminderd gevoel in de onderbenen en de voeten, wondjes die slecht genezen, droge huid, verminderde beharing, voetafwijkingen (klauwtenen, kloven, eelt) en verkleuringen aan tenen of voeten. Het verraderlijke is dat veel mensen helemaal geen klachten hebben doordat zij niets voelen. Het verlies van gevoel aan de voeten ontstaat heel sluipend en gaat soms samen met klachten die de patiënt absoluut niet in verband brengt met diabetes, zoals vermoeide benen en tintelingen. Het gevaarlijke is dat in deze gevoelloze voet verwondingen niet of nauwelijks opgemerkt worden. Daardoor kunnen aanzienlijke afwijkingen ontstaan zonder dat er echt klachten zijn.

Diagnose en behandeling
Een diabetische voet hoeft geen schrikbeeld te zijn; het kan meestal voorkomen worden. Het klinkt misschien vreemd, maar de onmiddellijke aanleiding voor een ulcus zijn bij de meeste mensen – ongeveer 60% – slechtzittende schoenen. Goed schoeisel is dus heel belangrijk, indien nodig aangepast aan de specifieke voetvervormingen en het looppatroon. Sokken zonder dikke naden, schoenen aan zowel binnens- als buitenshuis en regelmatige controle op steentjes of scherpe dingen in de schoenen.
Uit onderzoek blijkt dat veel mensen thuis op sloffen of blote voeten lopen, waardoor problemen snel terugkomen. Zelf de voeten inspecteren is belangrijk uit een oogpunt van preventie. Omdat het gevoel in de voet vaak verstoord is, moeten de voeten dagelijks gecontroleerd worden op wondjes, blaren, eeltvorming en rode huid. Ook is het belangrijk elke dag de voeten te wassen en in te smeren met een vochtinbrengende crème om de huid soepel te houden. Ontstaan er toch wondjes, dan moeten die zo veel mogelijk droog

worden gehouden. Wanneer deze wondjes langzaam of nauwelijks genezen, is controle nodig door een arts. Vooral niet zelf 'dokteren' met allerlei middelen; dat vergroot het risico op infecties. Overmatig eelt en eventuele likdoorns moeten regelmatig worden verwijderd door een gespecialiseerde pedicure of podotherapeut. Daarnaast is jaarlijkse controle van de voeten door een daarvoor geschoolde zorgverlener noodzakelijk. Kortom: regelmatige controle, goede schoenen en goede bloedglucosewaarden zijn essentieel om een diabetische voet te voorkomen.

Ontstaat er toch een ulcus en infectie, dan zijn verschillende behandelingen mogelijk. De behandeling is afhankelijk van de oorzaak van het ulcus (neuropathie en/of vaatprobleem), van de kenmerken en ernst (diepte) van het ulcus en de uitgebreidheid van een infectie. Ook moet de mogelijke 'boosdoener' (bijvoorbeeld te nauw schoeisel) aangepakt worden. Een eerste stap is de voet ontlasten. Een eventuele infectie moet agressief bestreden worden. Bij een oppervlakkige infectie volstaat vaak een antibioticum, maar bij een diepere infectie moet het geïnfecteerde deel operatief verwijderd worden. Wanneer de voet ontlast is, de doorbloeding weer op gang komt en de infecties behandeld zijn, volgt intensieve wondverzorging zodat de wond kan helen.
Dus: afhankelijk van het ulcus reikt de therapie van de diabetische voet van wondbehandeling, orthopedische schoenen en antibiotica tot aan vaatchirurgie in de benen.

3.4 Samenvatting

Studies hebben aangetoond dat een goede diabetesregulatie en periodieke controles de kans op het krijgen van complicaties van diabetes uitstelt of voorkomt. Complicaties treden niet bij iedereen in dezelfde mate op. De kans op complicaties neemt toe naarmate iemand langer diabetes heeft. Daarnaast zijn aanleg en etnische afkomst van invloed.

De complicaties zijn grofweg in te delen in aandoeningen van de grote bloedvaten (macrovasculaire complicaties) en van de kleine bloedvaten en haarvaten (microvasculaire complicaties). Omdat diabetes bloedvaten aantast, ontstaat er sneller atherosclerose (aderverkalking). Als gevolg daarvan kunnen grote vaten dichtslibben, wat ernstige aandoeningen (angina pectoris, hartinfarct, CVA, perifeer arterieel vaatlijden) kan veroorzaken. Wanneer de kleine bloedvaten en haarvaten beschadigd zijn kunnen er afwijkingen aan het netvlies (retinopathie), nieren (nefropathie) en zenuwen (neuropathie) ontstaan. De term 'diabetische voet' wordt gebruikt wanneer mensen met diabetes een zweer of open wondje hebben. In de meeste gevallen zijn de zenuwen aangetast (polyneuropathie) met als gevolg: gevoelsverlies in de voet, afwijkingen aan de stand van de voet, en een gestoorde bloedtoevoer.

HOOFDSTUK 4
Wat betekent diabetes voor mijn omgeving?

Diabetes heeft niet alleen impact op de persoon met diabetes zelf, maar zeker ook op de omgeving. Op zijn of haar partner, kinderen, goede vrienden en collega's. Het leven gaat er meestal toch wat anders uitzien wanneer diabetes is geconstateerd en het (soms) moeite kost om de bloedglucosewaarden onder controle te houden. Mensen met diabetes moeten nu eenmaal meer rekening houden met wat ze eten en drinken en hoeveel ze bewegen. Wanneer er spanning of stress op het werk is kan dat de bloedglucosewaarden flink in de war gooien. Maar de meeste mensen met diabetes zijn in staat hun diabetes aan te passen aan het leven dat ze leiden in plaats van andersom. Dat neemt niet weg dat diabetes impact heeft op de omgeving.

'De omgeving' is een breed begrip. Familieleden, of mensen met wie de persoon met diabetes dagelijks contact heeft, zullen vanzelfsprekend meer merken van de diabetes dan mensen met wie het contact veel minder intensief is. Ook ligt het eraan of de diabetesbehandeling grote veranderingen heeft veroorzaakt in het dagelijks leven van de persoon met diabetes, of dat de leefstijl min of meer gelijk is gebleven. En dan zijn er nog de complicaties; die kunnen veel invloed hebben op de omgeving. In dit hoofdstuk maken we onderscheid tussen de invloed in de privésfeer en de werkomgeving.

4.1 Privésfeer

4.1.1 Partner, kinderen, goede vrienden

Samenleven met iemand met diabetes kan behoorlijk invloed hebben op de partner, kinderen en/of huisgenoten. De persoon met diabetes zal regelmatig en op relatief vaste tijden moeten eten, meer moeten bewegen, mag niet meer roken en moet medicijnen gebruiken.
Dit kan aanpassingen vergen in de dagelijkse routine van de persoon zelf, maar ook van de huisgenoten.

Steun en overbezorgdheid
De steun van huisgenoten is daarom erg belangrijk. Als de directe omgeving de persoon met diabetes steunt, heeft dat een positief effect op de acceptatie van het hebben van een chronische ziekte en het omgaan met die ziekte, op het doorvoeren en volhouden van leefstijlaanpassingen en de inname van medicijnen. Uit onderzoek blijkt dat de bloedglucosewaarden beter zijn zodra mensen meer steun van hun naaste(n) ervaren. Dit moet niet doorslaan en uitmonden in overbescherming. Ander onderzoek laat namelijk zien dat overbescherming juist een tegenovergesteld effect heeft. Een partner die constant vraagt of je wel gezond gegeten hebt, of je je medicijnen hebt ingenomen of insuline hebt gespoten, die telkens vraagt of het goed gaat, of hij/zij iets kan doen, heeft een averechts effect. Die overbezorgdheid maakt het alleen maar moeilijker om de diabetes te accepteren. Het effect is dat mensen de behandelingsadviezen hierdoor juist slechter gaan opvolgen. Bovendien kan die overbezorgdheid tot relatieproblemen leiden.

Samen gezond leven

Wanneer mensen diabetes type 2 krijgen, moeten zij in veel gevallen hun leefgewoonten aanpassen. Dit gaat gemakkelijker als de huisgenoten daaraan meedoen. Bovendien is het vaak ook heel goed voor de huisgenoten. Het is bekend dat partners van mensen met diabetes type 2 een duidelijk verhoogde kans hebben op het krijgen van deze ziekte. Waarom? De partners hebben ongeveer dezelfde gewoonten wat betreft voeding en beweging. Omdat ook erfelijke factoren een belangrijke rol spelen is het goed om kritisch naar de leefstijl van het hele gezin te kijken. Ook kinderen, zeker als zij overgewicht hebben, kunnen namelijk al op jonge leeftijd diabetes type 2 ontwikkelen. Kinderen kunnen hun leefstijl niet zelf aanpassen; daar spelen hun ouders een belangrijke rol bij. Een moeilijkheid hierbij is dat veel ouders van kinderen die wel degelijk overgewicht hebben, niet vinden dat hun kind te zwaar is. Uit recent Amerikaans onderzoek blijkt dat enkelen van hen er zelfs stellig van overtuigd zijn dat hun kind een gezond gewicht heeft: 'ons buurjongetje is toch veel zwaarder?'. En als de ouders niet inzien dat hun kind te zwaar is, doet het kind dit vaak ook niet en zal aan de leefstijl niets veranderen. Er is ook een Nederlands onderzoek dat laat zien dat er een verschil is tussen gemeten gewicht en lengte van 4-jarige kinderen en door hun ouders gemelde waarden. Regelmatig onderschatten ouders het overgewicht van hun kind. Niet alleen de partner en de kinderen, maar ook andere eerstegraadsfamilieleden (broers en zussen van de persoon met diabetes) lopen meer risico om diabetes te ontwikkelen. Die kans is drie à vier keer zo groot als wanneer hij of zij geen eerstegraadsfamilielid zou zijn. Door gezonder te gaan leven wordt het risico op diabetes type 2 kleiner. Samen gezond leven is dus zeker de moeite waard voor het hele gezin.

Educatie

Voor huisgenoten en andere mensen in de omgeving van de persoon met diabetes is het belangrijk om kennis van diabetes te hebben, de ziekte zelf en wat daarbij komt kijken te begrijpen. Hierdoor zullen zij ook de persoon met diabetes beter leren begrijpen en beter kunnen steunen. Er zijn veel boeken verkrijgbaar, elke huisarts of internist heeft brochures en daarnaast bestaan er websites met goede informatie over diabetes. En uiteraard zijn de meeste mensen met diabetes zelf zeer deskundig op het gebied van hun eigen ziekte. Educatie moet zich dan ook niet alleen op de patiënt richten, maar ook op zijn of haar omgeving (zie hoofdstuk 6).

4.1.2 Sport en beweging

Sport en beweging zijn voor iedereen belangrijk, maar zeker voor mensen met diabetes. Beweging heeft een positief effect op de bloedglucosewaarden: mensen met diabetes zullen merken dat zij minder insuline of tabletten nodig hebben wanneer zij regelmatig bewegen. Dat komt doordat de lichaamscellen gevoeliger worden voor insuline, waardoor de bloedglucosewaarden dalen. Ook helpt bewegen om af te vallen en is het goed voor de conditie van hart en vaten. Daarbij komt nog dat bewegen een mens gelukkiger maakt, het heeft een positief effect op het psychosociale welbevinden. Het algemene advies luidt: minimaal 30 minuten per dag matig intensief bewegen, met af en toe een rustdag. 'Matig intensief' is gedefinieerd als: bezigheden waarbij nog gepraat kan worden tot en met het niveau van licht hijgen. Bewegen kan in de vorm van sport, maar ook van activiteiten zoals tuinieren, op de fiets boodschappen doen in plaats van met de auto, of wandelen. En alle kleine beetjes helpen om meer te bewegen: stap een halte eerder uit de bus, ga niet zitten als je telefoneert maar loop rond, parkeer de auto een straat verderop, neem de trap in plaats van de lift...

Te lage bloedglucosewaarden

Het is wel belangrijk om er rekening mee te houden dat het lichaam meer energie, oftewel glucose nodig heeft bij lichamelijke activiteiten. Deze glucose wordt onder meer uit de opslagplaatsen in de lever en het spiersysteem gehaald. Doordat de gevoeligheid van het lichaam voor insuline toeneemt tijdens het sporten, wordt het insuline-effect sterker. Om te lage bloedglucosewaarden te voorkomen is het daarom goed de insulinedosering aan te passen voor mensen die insuline spuiten. Voor mensen die tabletten gebruiken kan het verstandig zijn om van tevoren extra koolhydraten te eten. Ook hier speelt de omgeving weer een belangrijke rol. Zorg ervoor dat de medesporters weten wat zij moeten doen bij een ernstige hypo. Het is heel belangrijk dat mensen met diabetes zelf de symptomen van een hypo goed herkennen en altijd druivensuiker (dextro) bij de hand hebben. Verder is het goed om vlak voor de sportactiviteit, zo mogelijk tijdens en ook daarna, de bloedglucosewaarde te meten. Door regelmatige zelfcontrole wordt duidelijk welk effect sporten op het lichaam heeft en welke maatregelen nodig zijn om de bloedglucosewaarden onder controle te houden.

Risico op een hypo

Mensen die alleen een dieet volgen en geen medicijnen gebruiken, lopen weinig risico op een hypo bij extra lichaamsbeweging. Mensen die alleen metformine en/of acarbose gebruiken lopen ook weinig extra risico. Dat is anders voor mensen die gebruik maken van een (langwerkend) sulfonylureumderivaat: zij hebben tot 24-48 uur na de inspanning kans op lage bloedglucosewaarden. Alleen de dosis vooraf verminderen is niet voldoende; daarom wordt geadviseerd om extra koolhydraten te nemen. De mensen die insuline gebruiken kunnen, afhankelijk van hun insulineschema, hun dosering verminderen voor de activiteit. Wanneer dat niet mogelijk is, of niet voldoende, moeten zij ook extra koolhydraten nemen.

Sportmogelijkheden
De meest geschikte bewegingsvormen voor mensen met diabetes type 2 zijn: wandelen, hardlopen, fietsen en zwemmen. Hierbij is de intensiteit goed doseerbaar en kan de bloedglucose goed in balans gehouden worden. Diverse teamsporten (zoals volleybal, hockey, voetbal, korfbal) zijn ook goede mogelijkheden en voor ouderen bestaat bijvoorbeeld het MBvO (Meer Bewegen voor Ouderen).
Ook voor mensen die complicaties hebben als gevolg van diabetes is bewegen mogelijk. Op welke manier en met welke intensiteit moeten zij bespreken met hun arts of diabetesverpleegkundige, of met een sportarts. Wanneer er bijvoorbeeld problemen zijn met de voeten, is het verstandiger te fietsen dan te hardlopen. Maar vaak is het 'gevaarlijker' om niet te bewegen dan te bewegen in combinatie met een complicatie.
Voor alle mensen met diabetes type 2 die willen gaan sporten is het belangrijk dat hun diabetes goed gereguleerd is en dat zij onderzocht worden op neuropathie en hart- en vaataandoeningen (micro- en macroangiopathie). Eigenlijk is altijd een sportmedisch onderzoek aan te bevelen zodra mensen willen gaan sporten. Bij dit onderzoek moet een hartfilmpje of elektrocardiogram (ECG) gemaakt worden, in rust en bij inspanning, en de bloeddruk en het prestatievermogen moeten worden bepaald.

4.2 Werkomgeving

In Nederland heeft 70 tot 75% van de mensen met diabetes type 1 en 2 een baan. Diabetes hoeft werk dus helemaal niet in de weg te zitten. In een Nederlandse studie noemen werknemers met diabetes wel een aantal voorwaarden waaraan voldaan zou moeten zijn willen zij aan het werk kunnen blijven: acceptatie van de diabetes, ziekte-inzicht, de mogelijkheid van zelfzorg op het werk, kennis van en begrip voor diabetes en de gevolgen daarvan bij leidinggevenden en collega's, en eventueel werkaanpassingen. Het grootste probleem, op het werk maar ook daarbuiten, zijn de wisselende bloedglucosewaarden en hypo's. Mensen die fysiek zwaar werk doen of onregelmatige diensten draaien, zullen daar meer mee worden geconfronteerd. Maar dat betekent niet dat mensen met diabetes alleen een baan van negen tot vijf kunnen hebben en zich niet te veel mogen inspannen. Als zij goed naar hun lichaam luisteren, regelmatig zelfcontrole plegen en een gezonde leefstijl hebben, kunnen ook mensen met diabetes in de meeste gevallen het werk doen dat zij graag willen. Het lastige is dat collega's en werkgevers hier wel eens anders over denken: werknemers ervaren soms onbegrip van collega's en werkgevers wanneer zij iets extra's moeten eten na fysiek zwaar werk of onregelmatige diensten, wanneer zij tabletten of insuline nemen of hun bloedglucosewaarde meten, een extra pauze nodig hebben of voor controle naar arts of verpleegkundige moeten. Ook op het werk is het belangrijk dat mensen weten wat diabetes inhoudt en de collega met diabetes daarom steunen.

Houding
Hoe collega's omgaan met iemand met diabetes is voor een groot deel afhankelijk van de houding van de persoon zelf. Een flink aantal mensen vertelt op het werk niet dat ze diabetes hebben. Dat maakt dat collega's niet weten wat te doen als iemand zich niet goed voelt door een te hoge of te lage bloedglucose of zelfs een ernstige hypo krijgt. Bovendien wordt zelfcontrole op het werk lastig als niemand iets van de diabetes mag weten. Ook gebeurt het dat mensen met

diabetes willen laten zien dat ze net zo goed functioneren als iemand zonder diabetes, met als gevolg een te grote prestatiedrang met mogelijk negatieve consequenties. Daarentegen zijn er ook mensen die – zodra ze diabetes hebben – zich ziek voelen en zich daardoor vaker ziek melden. Door 'gewoon' te doen over diabetes, er geen geheim van te maken maar er ook niet steeds de nadruk op te leggen, kunnen de meeste mensen op een prettige manier hun werk blijven doen.

Veel onderzoeken geven een niet al te rooskleurig beeld van mensen met diabetes: vergeleken met mensen zonder diabetes zou een hoger percentage van hen werkloos zijn. Ook zou het aantal ziekmeldingen door mensen met diabetes hoger zijn in vergelijking met mensen zonder diabetes. Ook arbeidsongeschiktheid komt vaker voor bij mensen met diabetes. Bij deze gegevens moet een duidelijke kanttekening worden gemaakt. Allereerst de ziekmeldingen: het ziet ernaar uit dat dit cijfer door een klein deel van de groep mensen met diabetes wordt bepaald. Daarnaast zijn de meeste onderzoeken verricht onder mensen met diabetes type 1 en insulineafhankelijke diabetes type 2. Onder hen komen de meeste problemen voor. Een daarvan is vermoeidheid: uit een onderzoek onder Nederlandse werknemers met diabetes type 1 en insulineafhankelijke diabetes type 2 is gebleken dat 30% last heeft van vermoeidheid. Werknemers met diabetes hebben niet automatisch een groter risico op het ontwikkelen van vermoeidheid dan gezonde werknemers. Maar de combinatie van een of meer andere chronische aandoeningen en het hebben van diabetes heeft hier wel invloed op.

Al met al kunnen we stellen dat de meeste mensen met diabetes type 2 gewoon hun werk kunnen blijven doen. Pas wanneer er complicaties optreden of andere ziekten samen met diabetes optreden, zal dit afhankelijk van het soort werk minder goed mogelijk zijn.

4.3 Samenvatting

Diabetes type 2 heeft impact op de omgeving van de patiënt, zowel in de privésfeer als op het werk. Leefstijlaanpassingen en medicatie vergen dikwijls aanpassingen in de dagelijkse routine van mensen met diabetes, maar ook vaak in die van hun huisgenoten.
Uit onderzoek blijkt dat de bloedglucosewaarden beter zijn zodra mensen meer steun van hun naaste(n) ervaren. Zijn deze (enigszins) op de hoogte van wat diabetes inhoudt, dan kunnen zij beter steun bieden. Lichamelijke inspanning is voor bijna iedereen met diabetes type 2 mogelijk. Voorwaarde bij het starten met sporten is dat de diabetesregulatie goed is en dat er onderzoek gedaan is naar neuropathie en micro- en macroangiopathie (hart- en vaatziekten). Bewegen kan in de vorm van sport, maar ook in de vorm van tuinieren, op de fiets boodschappen doen in plaats van met de auto of wandelen. Een groot deel van de mensen met diabetes type 2 kan gewoon of licht aangepast werk blijven doen. Belangrijk hierbij zijn: acceptatie van de ziekte, ziekte-inzicht, de mogelijkheid van zelfzorg op het werk, kennis van en begrip voor diabetes en de gevolgen daarvan bij leidinggevenden en collega's en werkaanpassingen. Naarmate er meer en ernstiger complicaties optreden of andere ziekten samen met diabetes, zal dit afhankelijk van het soort werk minder goed mogelijk zijn.

HOOFDSTUK 5
Hoe kan diabetes type 2 behandeld worden?

Diabetes type 2 is vooralsnog niet te genezen, maar kan soms wel voorkomen worden of worden uitgesteld door gezonder te gaan leven en af te vallen. Door gezond te eten en een gezond lichaamsgewicht kan de geringe hoeveelheid insuline die nog aangemaakt wordt voldoende effect hebben om ervoor te zorgen dat de bloedglucosewaarden op niveau blijven. Pas wanneer de bloedglucosewaarden blijven stijgen, zijn medicijnen nodig. In eerste instantie zullen dat bloedglucoseverlagende tabletten zijn, eventueel in combinatie met een persoonlijk dieetadvies. Wanneer ook dat niet meer voldoende effect heeft, wordt aangeraden om insuline te gaan spuiten. Er zijn heel veel behandelingsmogelijkheden voor mensen met diabetes type 2. Voor vrijwel iedereen is er een geschikt middel of een combinatie van verschillende medicijnen. Wanneer de bloedglucosewaarden met medicijnen onder controle kunnen worden gehouden, verbetert de kwaliteit van leven en vermindert de kans op complicaties.

In dit hoofdstuk wordt een overzicht gegeven van de mogelijke behandelingen en van de manieren om een ongezonde leefstijl aan te passen.

5.1 Leefstijlveranderingen

Diabetes type 2 is dan helaas (nog) niet te genezen, het is wel mogelijk om het risico op het krijgen van diabetes te verkleinen. Zelfs voor mensen die nu al een verhoogd risico hebben. Door een gezondere leefstijl vermindert de kans op het krijgen van diabetes zelfs met 50%. Gezonde voeding, regelmatig bewegen, mogelijk een paar kilo afvallen en niet roken helpen om diabetes te voorkomen of in elk geval uit te stellen.

5.1.1 Roken

Roken is nog steeds de belangrijkste doodsoorzaak in Nederland. Jaarlijks sterven ruim 20.000 Nederlanders aan aandoeningen die verband houden met roken. Roken is de belangrijkste risicofactor voor hart- en vaatziekten, ook voor mensen met diabetes. Daarnaast verhoogt roken het risico op de complicaties van diabetes zoals oog- en nierafwijkingen (retino- en nefropathie). Voor mensen met diabetes is stoppen met roken daarom zeer belangrijk om de kans op complicaties te verminderen. Wat veel mensen niet weten is dat roken (zowel actief als passief, 'meeroken') de kans op het krijgen van diabetes sterk verhoogt. Recente studies hebben dit aangetoond. Iedereen weet dat stoppen met roken niet eenvoudig is. Er zijn hulpmiddelen, van pleisters tot zeer intensieve trainingen die de kans van slagen kunnen verhogen, maar er is geen garantie dat iemand ook daadwerkelijk stopt. Het allerbelangrijkste blijft dat de roker zelf overtuigd is van de noodzaak. Hulpmiddelen kunnen wel heel nuttig zijn, zoals bewezen is van brochures, hulp via telefonische gesprekken (STIVORO), hulp van een huisarts, gedragstherapie of groepstraining (vaak bij GG&GD of thuiszorg). Sommige ziekenhuizen beschikken over een stoppen-met-roken-polikliniek. Wanneer iemand meer dan tien sigaretten per dag rookt, kunnen nicotinevervangers (pleisters, kauwgom, tabletten) als ondersteuning zinvol zijn. Als de nicotinevervangers onvoldoende effect hebben, kunnen (eventueel aanvullend) medicijnen worden gebruikt (nortriptyline of bupropion (Zyban®). Nicotinevervangers en medicijnen zorgen ervoor dat minder ontwenningsverschijnselen worden ervaren en de zin in roken afneemt. De medicijnen zijn even effectief als de nicotinevervangers, maar hebben meer bijwerkingen. Voor beide geldt dat ze meer resultaat hebben als zij onder begeleiding worden gebruikt. Op de website www.stivoro.nl staat uitgebreide informatie over stoppen met roken.

5.1.2 Gewicht

Diabetes type 2 wordt vaak in relatie gebracht met overgewicht. Veel mensen met diabetes type 2 zijn te zwaar: 80% van hen heeft overgewicht. De geringe hoeveelheid insuline die hun lichaam nog aanmaakt, kan niet goed functioneren doordat de vetcellen ongevoelig zijn geworden voor insuline (insulineresistentie). Afvallen is een van de maatregelen waardoor de bloedglucose kan worden genormaliseerd. Bovendien hebben mensen met overgewicht meer risico op een verhoogde bloeddruk en een verhoogd vetgehalte in het bloed. Dit verhoogt de kans op hart- en vaatziekten. Afvallen is dus zeker nuttig.

Wanneer heeft iemand overgewicht en wat is nu een gezond gewicht? Om dit te bepalen is de zogenoemde BMI-indeling vastgesteld. De BMI is gemakkelijk te berekenen met een formule:

$$BMI = lichaamsgewicht\ (kg)/lichaamslengte\ (m^2)$$

Er is een indeling gemaakt van gewichtsklassen. Bij een BMI lager dan 18,5 is er sprake van ondergewicht. Bij een BMI tussen 18,5 en

25 is het gewicht normaal. Boven 25 is er sprake van overgewicht en boven 30 van ernstig overgewicht. Deze laatste waarden brengen een verhoogd gezondheidsrisico met zich mee. Mensen met diabetes wordt geadviseerd af te vallen zodra zij een BMI hoger dan 25 hebben. Bekend is dat 5 tot 10% gewichtsverlies al leidt tot lagere glucosewaarden, een betere vetstofwisseling en een lagere bloeddruk. Naast de BMI is ook de tailleomvang belangrijk.
De tailleomvang is een maat voor de hoeveelheid vet in de buikholte. Bij personen die dezelfde BMI hebben, kan de hoeveelheid vet in de buikholte aanzienlijk verschillen, en daarmee het risico voor de gezondheid. Veel vet in de buikholte is een belangrijke risicofactor voor diabetes type 2 en hart- en vaatziekten. Het gezondheidsrisico is duidelijk verhoogd als de tailleomvang bij mannen groter is dan 102 cm en bij vrouwen groter dan 88 cm. Een matig verhoogd risico bestaat bij mannen met een tailleomvang vanaf 94 cm en bij vrouwen met een tailleomvang vanaf 80 cm. Het is goed om bij het bepalen van de toename van het gezondheidsrisico door overgewicht zowel de BMI als de tailleomvang te gebruiken.

Tabel 5.1 BMI body mass index.

< 18,5	ondergewicht
18,5-25	gezond gewicht
25-30	overgewicht
30-35	obesitas (ernstig overgewicht)

De heer Van der Laan, 60 jaar, heeft een lengte van 1,85 m en weegt 92 kg.
Zijn BMI bedraagt: 92 kg/1,85 m x 1,85 m = 92/3,42 = 27 kg/m^2
Omdat de heer Van der Laan diabetes heeft wordt hem geadviseerd af te vallen.

Door af te vallen vermindert de insulineresistentie en dalen de bloedglucosewaarden. Bij 10 tot 20% van de nieuw ontdekte personen met diabetes kan alleen hiermee al een adequate bloedglucoseregulatie worden bereikt. Bovendien verbeteren het vetgehalte in het bloed, de bloeddruk, de mentale gezondheid en de kwaliteit van leven.
Maar dan moeten mensen wel volhouden. Afvallen op zich is niet zo lastig, maar het bereikte gewicht handhaven wel. Zeker als mensen er alleen voor staan. Samen afvallen is leuker en gemakkelijker.
Afvallen gaat beter wanneer mensen óók regelmatig bewegen. De Nederlandse Norm voor Gezond Bewegen beveelt volwassenen aan om op ten minste vijf – maar bij voorkeur op alle – dagen van de week minstens een half uur matig tot inspannende lichamelijke activiteiten te verrichten. Bij overgewicht moet dit verder worden verhoogd tot dagelijks minimaal een uur matig inspannende lichamelijke activiteit (Gezondheidsraad, 2006). Het helpt om een doel te stellen: een gezond gewicht bereiken en dat houden en daardoor zo lang mogelijk zonder allerlei medicijnen blijven leven. Stel een reëel doel, maak een actieplan en kom in beweging.
Als het toch moeilijk blijft, kan het helpen om afspraken te maken met vrienden of mensen uit de buurt om samen te gaan wandelen, fietsen, joggen of zwemmen.
Begeleiding door een diëtist kan heel zinvol zijn om op een verantwoorde manier af te vallen. Een diëtist kan advies geven over gezonde en verantwoorde voeding en kan de eetgewoonten beoordelen.

Tabel 5.2 Verbruik van calorieën door beweging.

Sport	specifiek	kjoules	kcal
		kjoule en kcal per kg lichaamsgewicht per uur	
wandelen	4,0 km per uur	12,6	3
	6,0 km per uur	16,8	4
hardlopen	8,0 km per uur	33,6	8
	10,7 km per uur	46,2	11
	14,4 km per uur	63,0	15
fietsen	16,0-19,2 km per uur	16,8	4
	19,2-22,3 km per uur	33,6	8
	25,6-30,0 km per uur	50,4	12
tennis	enkel	33,6	8
	dubbel	25,2	6
zwemmen	schoolslag	42,0	10
	crawl 45 meter/minuut	34,0	8
voetbal	wedstrijd	37,8	9

Bron: Energieverbruik tijdens sport.

5.1.3 Voeding

Vroeger kregen mensen met diabetes een speciaal suikervrij dieet voorgeschreven. Tegenwoordig weten we dat dit niet nodig is, hoewel er nog steeds suikervrije producten verkrijgbaar zijn. Voor mensen met diabetes is het niet zozeer belangrijk om geen suiker te eten als wel om gezond te eten. Gezonde voeding helpt niet alleen de bloedglucosewaarden op peil te houden, maar beschermt ook tegen hart- en vaatziekten. Aangezien mensen met diabetes een hoger risico op hart- en vaatziekten hebben, is gezonde voeding voor hen daarom extra belangrijk.

Wat is gezonde voeding? Gezonde voeding is gevarieerd en moet zeker niet te veel zijn, om overgewicht te vermijden. Het is verstandig om regelmatig, op ongeveer vaste momenten kleine porties te eten en weinig tussendoortjes, en zo de koolhydraten gelijkmatig over de dag te verdelen. Ook is het goed om voldoende vezelrijke producten (bijvoorbeeld groente, fruit en bruin brood) te eten en matig te zijn met suiker en zout. Het beperken van verzadigde vetten (zoals in boter, melk, kaas en vlees) wordt aangeraden. Onverzadigde vetten (zoals in noten, vis, zaden en olie) heeft het lichaam juist meer nodig. Daarnaast heeft elk lichaam anderhalf tot twee liter vocht per dag nodig; alcoholgebruik moet worden beperkt tot maximaal twee glazen per dag. Een diëtist kan persoonlijk advies geven over voeding. Op de website www.voedingscentrum.nl staan duidelijke adviezen omtrent gezond eten.

5.1.4 Gewicht en lichaamsbeweging
Bij diabetes type 2 hangen regelmatig lichamelijke activiteit en een matige tot goede lichamelijke conditie samen met een aanzienlijk verlaagde kans op hart- en vaatziekten en dus sterfte door hart- en vaatziekten. Daarnaast blijft het lichaam (en de geest) in een algemeen betere conditie door regelmatig te bewegen. Dit gebeurt al als er dagelijks 30 minuten matig intensief bewogen wordt. Bewegen kan in de vorm van sport, maar ook van activiteiten als tuinieren, fietsen, wandelen of schoonmaken. Naast de conditieverbetering als gevolg van beweging zal bovendien de bloedglucose dalen en de nog aanwezige insuline beter werken.
Ook heeft bewegen vaak een positieve invloed op de bloeddruk. Veel mensen met diabetes type 2 hebben overgewicht. Regelmatig bewegen zal, samen met gezonde voeding, een belangrijke bijdrage leveren aan het afvallen. Advies en begeleiding bij het uitvoeren van lichaamsbeweging zijn bij de meeste fysiotherapeuten te verkrijgen.

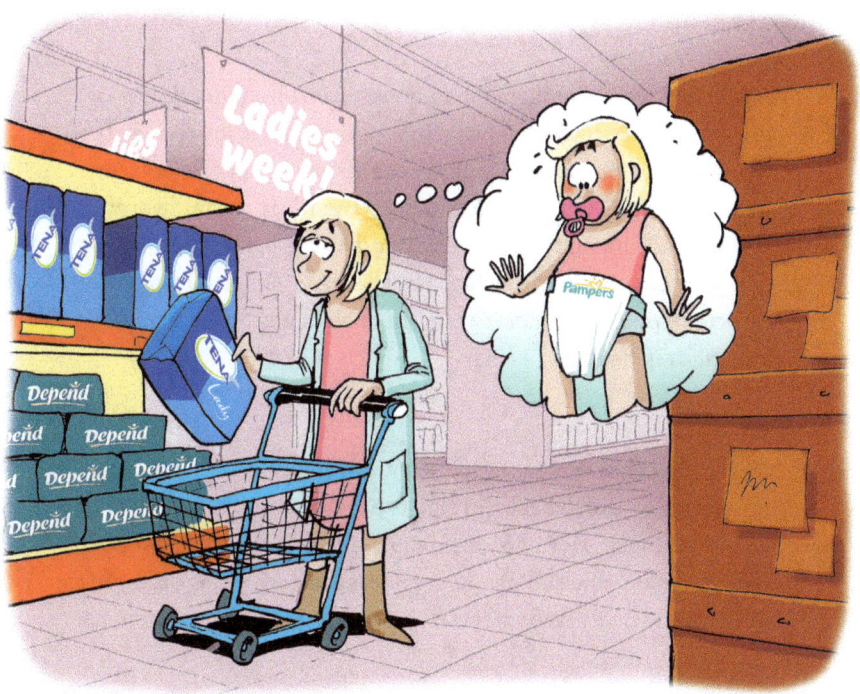

Feiten en cijfers die veel zeggen over leefstijl

De helft van de volwassenen is te zwaar (BMI boven 27 kg/m^2) en 10% lijdt aan vetzucht (BMI boven 30 kg/m^2) (obesitas). Eén op zeven kinderen tussen vier en vijftien jaar was in 2002-2004 te zwaar. Dat is een verdubbeling ten opzichte van 1997.

Ongeveer één op acht Nederlanders heeft een verhoogd cholesterolgehalte in het bloed; een zeer klein deel daarvan is echt erfelijk belast. Vaak hebben mensen wel een verhoogde gevoeligheid voor het ontwikkelen van een verhoogd cholesterolgehalte. Door een ongezonde leefstijl kan het cholesterolgehalte bij hen snel oplopen.

5.2 Behandeling met medicijnen

Als de in de vorige paragraaf beschreven leefstijlveranderingen onvoldoende resultaat hebben zijn voor de behandeling van diabetes type 2 medicijnen nodig. De algemene afspraak is dat als er na drie maanden nog een te hoge bloedglucosewaarde is, gestart wordt met behandeling met medicijnen. Daarnaast is het belangrijk door te gaan met de ingezette leefstijlaanpassingen. De medicijnen voor diabetes type 2 zijn onder te verdelen in bloedglucoseverlagende tabletten en insuline.

5.2.1 Tabletten

De bloedglucoseverlagende tabletten zijn verdeeld in verschillende groepen. Elke groep kent zijn eigen specifieke werkingsmechanisme en bijwerkingen. De hoeveelheid tabletten en het meest geschikte tijdstip van inname zijn per persoon verschillend. Het is belangrijk dit samen met de arts of diabetesverpleegkundige af te stemmen.

Biguaniden

Dit zijn stoffen die de lichaamscellen gevoeliger maken voor insuline en zijn dus vooral geschikt wanneer er sprake is van insulineresistentie, bijvoorbeeld door een te hoog lichaamsgewicht. De biguaniden werken voornamelijk door de glucoseproductie in de lever te remmen. Dit stimuleert de insulineproductie niet en kan dus geen hypoglykemie veroorzaken. Biguaniden gaan minder vaak gepaard met gewichtstoename in vergelijking met andere bloedglucoseverlagende middelen. De belangrijkste bijwerkingen, vooral aan het begin van de behandeling, zijn maag- en darmklachten zoals misselijkheid, braken, diarree, buikpijn en verlies van eetlust. De enige tablet in deze groep is metformine (Glucophage®).

Sulfonylureumderivaten
Deze stoffen stimuleren de afgifte van insuline door de bètacellen van de eilandjes van Langerhans in de alvleesklier. Onder invloed van de sulfonylureumderivaten verhoogt de gevoeligheid van de bètacellen voor glucose. Daarnaast zijn er aanwijzingen dat ze de gevoeligheid van weefsels (vet, spieren) voor insuline verbeteren en de insulineopname door de lever verlagen. Binnen de groep van deze middelen wordt vooral een onderscheid naar werkingsduur van belang geacht. Hierbij wordt een indeling in kortwerkende en langwerkende middelen gehanteerd. Bij langwerkende sulfonylureumderivaten bestaat een groter risico op ernstige hypoglykemie. Alle sulfonylureumderivaten kunnen een gewichtsstijging (2-5 kg) geven. Andere mogelijke bijwerkingen zijn hoofdpijn, duizeligheid, misselijkheid, diarree en allergische huidreacties.
Kortwerkende sulfonylureumderivaten zijn: tolbutamide (Rastinon®), glicazide 80 mg (Diamicron®). Langwerkende sulfonylureumderivaten zijn: glibenclamide (Daonil®), glicazide 30 mg (Diamicron®), glimepiride (Amaryl®).

Alfa-glucosidaseremmers
Deze stoffen remmen de glucoseopname in de dunne darm. Op deze manier kunnen ze de stijging van het bloedglucosegehalte na de maaltijd verminderen of voorkomen. Een hinderlijke bijwerking die regelmatig voorkomt is winderigheid en in het begin van de behandeling diarree. De enige tablet in deze groep is acarbose (Glucobay®).

Thiazolidinedionen
Deze middelen bevorderen de werking van de lichaamseigen insuline, doordat zij de insulineresistentie verminderen in onder andere vetweefsel, skeletspieren en lever. Thiazolidinedionen

kunnen gewichtstoename tot gevolg hebben. Een vervelende bijwerking van thiazolidinedionen is ook oedeem (vocht vasthouden), wat soms tot hartfalen kan leiden. Daarom mogen deze middelen niet worden gebruikt door mensen bij wie sprake is (geweest) van hartfalen of bij wie de kans op het krijgen van hartfalen verhoogd is. Tabletten in deze groep zijn pioglitazon (Actos®) en rosiglitazon (Avandia®). Omdat studies een vergroot aantal hartinfarcten waarnamen tijdens gebruik van rosiglitazon wordt dit middel uit voorzorg niet aanbevolen.

Meglitiniden
Dit zijn stoffen die de insulineafgifte uit de bètacel in de alvleesklier verhogen, vergelijkbaar met de werking van de sulfonylureumderivaten. Zij hebben een snelle en kortdurende werking. Als deze middelen vlak voor de maaltijden worden ingenomen treedt het effect op de insulineafgifte vooral tijdens de maaltijd op. Zij hebben dezelfde bijwerkingen als sulfonylureumderivaten. Voordeel van dit medicijn is dat het gebruikt kan worden als de nierfunctie slecht is. De enige tablet in deze groep is repaglinide (Novonorm®).

Nieuwe middelen
Recent is een nieuwe categorie middelen voor de behandeling van diabetes op de markt gekomen. Een nadeel van het gebruik van deze nieuwe medicijnen is dat de bijwerkingen en de veiligheid op langere termijn nog niet bekend zijn. Ook is nog niet bekend wel effect de medicijnen hebben op de complicaties van diabetes op lange termijn. De nieuwe middelen zijn de zogenaamde DPP-4-remmers (sitagliptine, vildagliptine) en GLP-1-analogen (exenatide). Deze middelen zijn beschikbaar als tablet (DPP-4-remmers) of als injectie (GLP-1-analoog). Ze moeten de insulineproductie in de bètacellen verhogen en celdood van de bètacel voorkomen. Het voordeel van deze

medicijnen is dat ze geen hypo's veroorzaken en geen invloed hebben op het gewicht.

De beschikbare middelen worden in verschillende maten gebruikt. Er zijn richtlijnen die advies geven over welke middelen het eerst gebruikt worden, en welke middelen 'reserve' zijn.

5.2.2 Insuline

Als de combinatie van een gezonde leefstijl en tabletten toch niet voldoende resultaat oplevert en de bloedglucosewaarden en het HbA$_{1c}$ te hoog blijven, wordt behandeling met insuline geadviseerd. In tegenstelling tot diabetes type 1 – waarbij er door het lichaam helemaal geen insuline meer wordt gemaakt – is er bij diabetes type 2 sprake van insulineongevoeligheid (resistentie). In de aanloopfase maken de bètacellen meer insuline aan om de insulineongevoeligheid te compenseren. Op een gegeven moment zijn de bètacellen niet meer in staat om voldoende insuline te produceren en ontstaat er zowel een ongevoeligheid voor insuline als een tekort aan insuline. Op dat moment ontstaat diabetes type 2. Van alle mensen met diabetes type 2 heeft uiteindelijk 40% insuline nodig gedurende het verloop van de ziekte. Door de goede behandeling en leefstijlaanpassingen leven mensen steeds langer en zal het aantal insulineafhankelijke diabetespatiënten in de toekomst alleen maar toenemen.

Psychologische insulineresistentie
Veel mensen stellen de overstap op insuline zo lang mogelijk uit. Behandeling met insuline geeft hun een negatief gevoel en zij zien daardoor erg op tegen het moment dat zij insuline moeten gaan gebruiken. Deze weerstand wordt ook wel de 'psychologische insulineresistentie' genoemd. Er zijn verschillende redenen voor.

Sommige mensen zijn bang voor de injecties, anderen zien op tegen de bijwerkingen en de mogelijke hypo's. De kans op een hypo is nu eenmaal groter bij insulinegebruik dan bij behandeling met tabletten. Ook neemt het gewicht toe door insuline, in het begin van de behandeling met enkele kilo's. Het is en blijft daarom belangrijk om bij het begin van insulinetherapie extra aandacht te besteden aan de voeding, ter voorkoming van te veel gewichtstoename. Insuline spuiten heeft ook iets definitiefs: de diabetes wordt opeens als ernstig ervaren. Tabletten slikken is voor veel mensen gemakkelijker te accepteren. Als zij moeten spuiten, worden ze ermee geconfronteerd dat ze chronisch ziek zijn. Ook zijn mensen bang dat zij door het gebruik van insuline erg beperkt worden in hun arbeids- en sociale leven en dat daardoor hun kwaliteit van leven afneemt. En, heel belangrijk: het geeft een schuldgevoel, waardoor mensen insuline bijna als een straf ervaren. Veel mensen hebben het idee dat zij gefaald hebben in het opvolgen van adviezen en de behandeling van hun diabetes en daarom nu insuline moeten gaan spuiten. Deze schuldgevoelens zijn lang niet altijd terecht. Veel mensen zijn niet in staat de gewenste bloedglucosewaarden en een mooi HbA_{1c} te bereiken door gezond te leven en af te vallen. Daar hebben zij medicijnen voor nodig. Dankzij deze medicijnen neemt de kwaliteit van leven weer toe.

Soorten insuline
Omdat het lichaam zelf niet meer (voldoende) insuline produceert, moet dus op een gegeven moment insuline van buitenaf toegediend worden. Net als de lichaamseigen insuline bevordert de ingespoten insuline de opname van glucose uit de voeding en het transport naar de lichaamscellen. Daarnaast remt het de productie van glucose in de lever. Insuline wordt gespoten in het vetlaagje net onder de huid. Door dat vetweefsel loopt een groot aantal bloedvaatjes. Vanuit het

'insulinedepot' dat onder de huid terechtkomt, wordt de insuline langzaam opgenomen in het bloed en zo door het hele lichaam verspreid. De hoeveelheid insuline zal dus geleidelijk stijgen na een injectie. Het wordt ook weer afgebroken in het lichaam, waardoor de concentratie weer langzaam daalt.

De door het menselijke lichaam gemaakte insuline kan tegenwoordig bijna exact worden nagemaakt en heet humane insuline. Er bestaan verschillende soorten insuline: ultrakortwerkende, kortwerkende en (middel)langwerkende insulines. Een kortwerkende is bijvoorbeeld Actrapid®, die een half uur na de injectie begint te werken, maar na twee tot drie uur is uitgewerkt. Ultrakortwerkende insulines zijn Humalog® en NovoRapid® die direct na de injectie werken en na ongeveer twee uur uitgewerkt zijn. De korte werkingsduur van de ultrakortwerkende insuline maakt het eenvoudiger om tussendoor bij te regelen bij te hoge bloedglucosewaarden of om een maaltijd mee op te vangen.
De (middel)langwerkende insulines zijn Insulatard®, Lantus® en Levemir®. Het voordeel van Lantus® en Levemir® is dat deze insulines ongeveer 24 uur dezelfde werking hebben.
De meeste mensen die overstappen op insuline zien daar uiteindelijk alleen maar de voordelen van in. Insuline heeft positieve invloed op de bloedglucosewaarden. En hoe beter de diabetesregulatie, hoe kleiner de kans op allerlei complicaties. Daarnaast hebben veel mensen een minder streng dieet nodig doordat de maaltijdpieken opgevangen kunnen worden met insuline. Dit voelt voor velen als vrijheid.

Kortwerkende insulines
Kortwerkende (gewone, humane) insulines werken 30-45 minuten na het inspuiten en zijn na 6-8 uur uitgewerkt. De snelheid waarmee

de insuline vanaf de injectieplaats het bloed bereikt hangt af van de plek van het lichaam waar de insuline wordt ingespoten. Uit het onderhuidse vetweefsel van de buik wordt kortwerkende insuline ongeveer tweemaal zo snel in het bloed opgenomen als vanuit het bovenbeen, terwijl de arm als injectieplaats een tussenpositie inneemt. De voorkeur gaat uit naar de buik. Dit geldt voor alle (ultra)kortwerkende insulines.

Voorbeelden van kortwerkende insulines zijn: Actrapid®, Humuline Regular®, Insuman Rapid®.

Om het werkingsprofiel van lichaamseigen insuline zo veel mogelijk na te bootsen zijn er zogenoemde insulineanalogen ontwikkeld. Zij worden – doordat de aminozuursamenstelling is veranderd – snel opgenomen na de onderhuidse toediening. Al na een kwartier treedt de werking in, waardoor ze kort voor, tijdens of vlak na de maaltijd gebruikt kunnen worden. Ook deze insulineanalogen zijn na 2-5 uur uitgewerkt, eerder dan de niet analoge insulines. Een voordeel van deze insulines is dat ze direct voor het eten gespoten kunnen worden. Daarnaast verminderen ze het aantal hypo's, omdat ze minder lang nawerken. Voorbeelden van kortwerkende insulineanalogen zijn: insuline lispro (Humalog®), insuline aspart (Novorapid®) en insuline glulisine (Apidra®).

Middellangwerkende insulines
Middellangwerkende insulines, ook wel NPH-insulines genoemd, werken na ongeveer 1-2 uur en zijn na 14-24 uur uitgewerkt. Voorbeelden van middellangwerkende insulines zijn: Insulatard®, Insuman® basal en Humuline® NPH.

Langwerkende insulines
Middellangwerkende insulines worden bij sommige mensen onregelmatig door het lichaam opgenomen met als gevolg dat er

wisselende glucosewaarden kunnen ontstaan. Hierdoor is er een grotere kans op hypo's. Om deze redenen zijn er insulineanalogen ontwikkeld die ongeveer 24 uur hetzelfde werkingsprofiel hebben. Dit is bereikt door insuline chemisch in een vorm te brengen waardoor er een vertraagde opname vanuit de injectieplaats plaatsvindt. Ook is er een insuline die zich na injectie bindt aan een stof in het lichaam (albumine) waar het langzaam van los wordt gemaakt. Uit onderzoek is gebleken dat het aantal nachtelijke hypo's kleiner is dan bij de NPH-insulines. Voorbeelden van langwerkende insulines zijn: insuline glargine (Lantus®) en insuline detemir (Levemir®).

Mix insulines
Naast bovengenoemde insulines worden er ook vele combinaties in verschillende verhoudingen van een kortwerkende en een middellangwerkende insuline gemaakt. Bijvoorbeeld Humalog® Mix '25' bevat 25% insuline lispro en 75% insuline lispro gebonden aan een protamine (eiwit), en Novomix®30 bevat 30% insuline aspart en 70% insuline aspart gebonden aan een protamine.

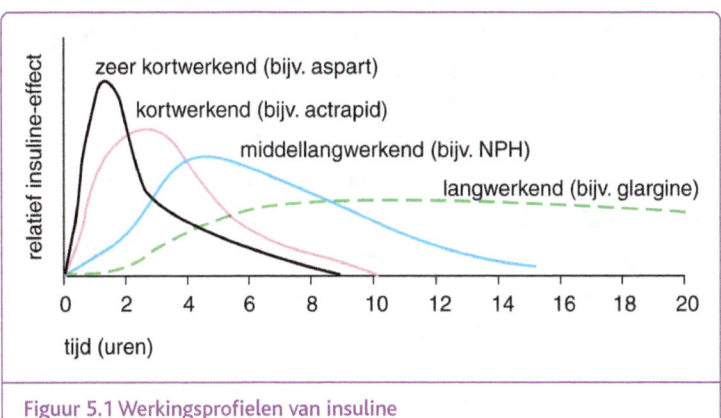

Figuur 5.1 Werkingsprofielen van insuline
Bron: Brunton et al, 2005.

Intensieve insulinetherapie
In een gezond lichaam maakt de alvleesklier de hele dag door kleine beetjes insuline aan om ervoor te zorgen dat de bloedglucosewaarden tussen 4,0 en 8,0 mmol/l blijven. Het is bijna onmogelijk om met tabletten of een- of tweemaal daags langwerkende insuline dit profiel na te bootsen. Dat is beter mogelijk met intensieve insulinetherapie. We spreken van intensieve insulinetherapie als iemand eenmaal daags langwerkende insuline spuit en voor elke maaltijd kortwerkende insuline (basaal-bolusregime), of als iemand een insulinepomp gebruikt.

Een insulinepomp is een klein apparaatje dat onder of in de kleding gedragen wordt. Een pomp bestaat uit een ampul met insuline, een motor, een computer, een batterij, een afleesscherm en bedieningsknoppen. Het programma in de computer maakt het mogelijk dat de hoeveelheid insuline die wordt afgegeven exact is afgestemd op de persoonlijke behoefte van de gebruiker. De insuline loopt via een slangetje naar een naaldje (een canule) in de buik, bil of been; een pleister zorgt ervoor dat de canule in de huid blijft zitten. Dit naaldje moet elke drie dagen vervangen worden.

Doordat de insulinepomp de hele dag door direct kortwerkende insuline toedient (de basisstand), is de diabetes beter te reguleren dan met de insulinepen. Doordat de insulinepomp exact die hoeveelheid insuline afgeeft die is afgestemd op de persoonlijke behoefte van de gebruiker, is de kans op hypo's en hypers aanzienlijk kleiner. Minder schommelingen in de bloedglucosewaarden zijn niet alleen prettig, maar verminderen ook de kans op complicaties. De insulinepomp wordt in de praktijk nog weinig gebruikt door patiënten met diabetes type 2.

Juiste toediening en werking
Om schommelingen in de bloedglucosewaarden te voorkomen is het

heel belangrijk de insuline op de juiste manier te injecteren. Wanneer insuline te diep wordt ingespoten, komt het in de onderliggende spierlaag terecht. Door de sterke doorbloeding van spieren wordt de insuline sneller opgenomen, waardoor de bloedglucosewaarde snel daalt en een hypo kan optreden. Bij te ondiep injecteren komt de insuline in de bovenste huidlaag terecht. De insuline wordt dan juist te traag en onvoldoende opgenomen. Het is daarom belangrijk om de juiste naaldlengte te gebruiken. Het advies is:

5 of 6 mm:	kinderen en magere volwassenen (BMI < 20);
8 mm:	volwassenen met normaal postuur (BMI 20-25);
12 mm:	zwaarlijvige mensen (BMI > 25).

De insuline wordt het snelst opgenomen na een injectie in de buik, gevolgd door armen, benen en billen. Het advies is om snel-/kortwerkende insuline in de buik te spuiten en langwerkende insuline in de benen of billen. Mengpreparaten kunnen zowel in de buik als in de benen of billen worden gespoten.

Wanneer te vaak op dezelfde plaats wordt gespoten, kunnen harde plekken en bulten (spuitinfiltraten) ontstaan. De insuline wordt op deze plaatsen wisselvallig opgenomen, waardoor de bloedglucosewaarden sterk kunnen schommelen. Door de spuitplaatsen goed af te wisselen kunnen spuitinfiltraten voorkomen worden.

5.3 Stappenplan voor de behandeling van diabetes type 2

Het Nederlands Huisartsen Genootschap (NHG), de vereniging van huisartsen ter bevordering van wetenschappelijk onderbouwde beroepsuitoefening, heeft een NHG-standaard Diabetes Mellitus Type 2 ontwikkeld. Deze NHG-standaard geeft de huisarts

Tabel 5.3 Stappenplan medicamenteuze behandeling diabetes type 2.

1		Start met metformine.
2	BMI<27	Voeg een sulfonylureumderivaat toe aan metformine.
	BMI>27	Voeg bij patiënten zonder hart- en vaatziekten of met aanwijzingen voor hartfalen een sulfonylureumderivaat toe aan metformine. Voeg bij patiënten met een bestaande hart- en vaatziekte, maar zonder aanwijzingen voor of een verhoogd risico op hartfalen pioglitazon toe aan metformine
3		Voeg eenmaal daags NPH-insuline toe aan de bloedglucoseverlagende tabletten.
4a		Tweemaal daags NPH-insuline of mix-insuline.
4b		Viermaal daags insuline. Basaal-bolusregime: driemaal daags kortwerkende insuline voor de maaltijden (bolus) en (middel)langwerkende insuline voor de nacht (basaal).

richtlijnen voor de diagnostiek, behandeling en begeleiding van volwassen patiënten met diabetes type 2. Voor de behandeling met medicijnen is een stappenplan opgesteld. Dit stappenplan is niet meer dan een richtlijn. Dit betekent dat de behandeling voor elke individuele patiënt – vanwege bijvoorbeeld bijwerkingen en bijkomende ziekten – kan afwijken van deze standaard.
Het stappenplan uit de NHG-standaard is weergegeven in tabel 5.3. Het bestaat uit vier stappen. Er wordt naar een volgende stap overgegaan als de voorgaande stap onvoldoende effect heeft op het verlagen van het HbA_{1c} en het bloedglucose.

5.4 Behandeling van risicofactoren

Mensen met diabetes type 2 hebben een twee- tot vijfmaal hogere kans om aan hart- en vaatziekten te sterven dan iemand zonder diabetes. Daarom is het extra belangrijk om alle andere risicofactoren – naast mannelijk geslacht, hogere leeftijd en hart- en vaatziekten in de familie – voor het krijgen van hart- en vaatziekten te voorkomen of te behandelen.

De andere risicofactoren voor het krijgen van hart- en vaatziekten zijn: roken, verhoogde bloeddruk, verhoogd cholesterolgehalte, verhoogd BMI, grote tailleomvang, weinig lichamelijke activiteit en een slecht voedingspatroon. Eerder is er al gesproken over het belang van stoppen met roken, gezonde voeding, lichaamsbeweging en over het voorkomen of terugbrengen van overgewicht. Ook een verhoogde bloeddruk en een verhoogd cholesterol in het bloed zijn beïnvloedbare risicofactoren.

5.4.1 Verhoogde bloeddruk

Het hart pompt bloed in de bloedvaten door zich bij elke hartslag samen te trekken en dan weer te ontspannen. Dit verschijnsel geeft een bepaalde druk in de bloedvaten en dat noemen we de bloeddruk. De bloeddruk wordt uitgedrukt in twee getallen. Het eerste getal is de bovendruk: de druk wanneer het hart zich samentrekt. Het tweede getal is de onderdruk: de druk wanneer het hart zich ontspant. Patiënten met diabetes type 2 worden behandeld met bloeddrukverlagende medicijnen zodra de bovendruk hoger is dan 140 mmHg. De vijf belangrijkste groepen medicijnen tegen hoge bloeddruk zijn: plaspillen, bètablokkers, ACE-remmers, AII-antagonisten en calciumantagonisten. Bij mensen met diabetes type 2 en een verhoogde bloeddruk wordt meestal begonnen met een plaspil. Als deze niet of onvoldoende werkt wordt er een ACE-remmer of AII-antagonist aan toegevoegd. Geeft deze combinatie nog onvoldoende effect, dan kan een bètablokker of calciumantagonist toegevoegd worden.

5.4.2 Verhoogd cholesterol

Bij het meten van het cholesterol wordt het zogenaamde vetspectrum bepaald. Dat bestaat uit: totaal cholesterol (TC), HDL-cholesterol (HDL), LDL-cholesterol (LDL) en triglyceriden. De verhouding tussen het TC en HDL is belangrijk voor het bepalen van het risico op hart- en vaatziekten. In tegenstelling tot de andere drie waarden is een hoog HDL-cholesterol juist goed. Hoe hoger het gehalte aan HDL-cholesterol, hoe kleiner de kans op hart- en vaatziekten. Daarom noemt men dit ook wel het 'goede' soort cholesterol, in tegenstelling tot het LDL-cholesterol: het 'slechte' soort cholesterol. Mensen met diabetes type 2 worden altijd behandeld met cholesterolverlagers, ongeacht de uitgangswaarde van het cholesterolgehalte, tenzij iemand tot de groep behoort met weinig risicofactoren voor hart- en vaatziekten en/of van behandeling afziet. De streefwaarde voor het LDL-cholesterol is lager dan 2,5 mmol/l en van het totaal cholesterol lager dan 4,5 mmol/l. De gebruikte cholesterolverlagers zijn meestal statines. Er is een kleine kans op ernstige spierpijn als bijwerking. Als dat optreedt moet meteen contact worden opgenomen met een arts. Voorbeelden van cholesterolverlagers zijn: simvastatine, pravastatine en atorvastatine.

5.5 Behandeling van psychosociale problemen

Uit onderzoek blijkt dat psychosociale problemen vaker voorkomen bij mensen met diabetes dan bij mensen zonder diabetes. Mensen met diabetes hebben bijvoorbeeld twee keer zo vaak last van depressies als mensen zonder diabetes (RIVM, 2007). Een betere herkenning en behandeling van depressies kan de complicaties van diabetes helpen voorkomen. Depressies hebben namelijk een negatieve uitwerking op de bloedglucosewaarden en mensen lopen daardoor een groter risico op complicaties zoals hart- en vaatziekten, nierziekten en oogziekten.

Het is belangrijk dat de hulpverlener samen met de patiënt de psychosociale problemen in de gaten houdt en bespreekbaar maakt en dat de arts indien nodig doorverwijst naar een gespecialiseerd psychosociaal hulpverlener. De behandeling van een depressie bij mensen met diabetes blijkt dubbel effectief. Niet alleen de psychische klachten kunnen verdwijnen, er zijn ook aanwijzigen dat de glucosewaarden verbeteren.

5.6 Het diabetesteam

Diabetes kan zowel in de huisartspraktijk als in de polikliniek van het ziekenhuis worden behandeld. Vaak zijn er verschillende zorgverleners betrokken bij de behandeling van de patiënt.
Mensen met diabetes type 2 worden meestal behandeld door de huisarts. Als er complicaties optreden, de diabetes moeilijk instelbaar is of de huisarts weinig ervaring heeft met bijvoorbeeld de start van insuline, worden zij veelal doorverwezen naar de internist.
Aan veel huisartspraktijken is een praktijkondersteuner verbonden. Deze hulpverlener is ervoor opgeleid om voorlichting te geven en (deels) de diabetescontroles uit te voeren. In andere praktijken bestaat er een samenwerkingsverband met een diabetesverpleegkundige. Dit is een verpleegkundige die zich gespecialiseerd heeft in diabetes. In het ziekenhuis werkt de internist of diabetoloog ook samen met diabetesverpleegkundigen.
Daarnaast zijn nog andere hulpverleners betrokken bij de behandeling van diabetes: de oogarts voor controle of beoordeling van de fundusfoto van de ogen, de diëtist geeft adviezen rondom voeding en afvallen, een pedicure voor de preventie van wondjes aan de voet, een podotherapeut voor voetklachten en een fysiotherapeut voor bewegingsadvies. In sommige ziekenhuizen maakt een psycholoog, een maatschappelijk werkende of een psychiater deel uit van het diabetesteam.

5.7 Samenvatting

Diabetes is niet te genezen, wel zijn er behandelingen die de klachten kunnen verminderen en vooral de kans op complicaties kunnen verkleinen. In eerste instantie wordt diabetes type 2 aangepakt met veranderingen van de leefstijl. Stoppen met roken, gezonde voeding, regelmatig bewegen en een goed gewicht staan hierbij centraal. Als blijkt dat deze aanpassingen onvoldoende effect hebben, wordt naast de ingezette leefstijlveranderingen een behandeling met tabletten gestart. Er zijn vele soorten bloedglucoseverlagende tabletten, maar meestal wordt begonnen met metformine. Bij gebruik van tabletten kan bij te weinig positief resultaat een ander soort tablet worden toegevoegd en als dat niet voldoende is wordt gestart met insulinetherapie. Vaak is dat een eenmaal daagse injectie (middel)langwerkende insuline in combinatie met de tabletten die reeds gebruikt werden. De volgende stappen in het behandelingsproces zijn verhogingen van het aantal injecties per dag.

Het hebben van diabetes type 2 is een belangrijke risicofactor voor het krijgen van hart- en vaatziekten. Daarom worden naast het behandelen van de verhoogde bloedglucosewaarden ook de bloeddruk en het cholesterolgehalte in het bloed gecontroleerd en indien nodig behandeld. Ook voor deze afwijkingen zijn bovengenoemde leefstijlaanpassingen zinvol. Omdat psychosociale problemen vaker voorkomen bij mensen met diabetes dan bij mensen zonder diabetes maakt tegenwoordig soms ook een psycholoog, maatschappelijk werkende of psychiater deel uit van het diabetesteam.

HOOFDSTUK 6
Hoe kan ik met diabetes leven?

Voor sommige mensen is het een opluchting wanneer de diagnose diabetes wordt gesteld: zij hebben zich jaren niet fit gevoeld zonder dat zij de reden daarvan wisten. Die reden is nu duidelijk en er kan iets aan gedaan worden. Anderen schrikken juist enorm; de confrontatie met een chronische ziekte is niet eenvoudig te verwerken. Voor beiden geldt dat er na de diagnose veel op hen afkomt. Want hoe ga je verder? Welke behandeling is goed, in hoeverre is verandering van leefstijl nodig, is het mogelijk gewoon te blijven werken? Diabetes moet worden ingepast in het dagelijks leven van de persoon met diabetes zelf, maar ook van de naaste omgeving. Zeker in het begin is dat wennen en zal het niet altijd eenvoudig zijn. Maar met de juiste instelling, wilskracht, steun van de omgeving en hulp van artsen of diabetesverpleegkundigen kunnen de meeste mensen een 'gewoon' leven leiden.

Na de diagnose worden de meeste mensen behandeld met medicijnen. In eerste instantie zijn dat meestal tabletten, na verloop van tijd maken veel mensen met diabetes de overstap op insuline (zie hoofdstuk 5). Behalve medicijnen zijn vaak ook andere maatregelen nodig, zoals stoppen met roken en afvallen. De behandeling is namelijk niet alleen gericht op het verlagen van de bloedglucosewaarden, maar ook om complicaties te voorkomen die samenhangen met een ongezonde leefstijl, zoals hart- en vaatziekten. Mensen met diabetes hebben al een verhoogd risico op complicaties. Als zij door hun leefstijl ook nog een verhoogde bloeddruk en een verhoogd cholesterolgehalte hebben, te zwaar zijn, te weinig bewegen en mogelijk ook nog roken, wordt het risico op hart- en vaatziekten aanzienlijk groter. Hoe beter de diabetesregulatie en hoe gezonder de leefstijl, des te kleiner de kans op complicaties. Er zijn veel hulpverleners die kunnen helpen om de diabetes goed te reguleren en de kans op complicaties te verkleinen, maar mensen met diabetes kunnen zelf ook veel doen. Die omschakeling zal zeker in het begin moeite kosten, maar als zij zich lichamelijk en psychisch beter gaan voelen door gezonder te eten, meer te bewegen en af te vallen zullen zij zeker gemotiveerd raken om die leefstijl door te zetten.

6.1 Educatie

Diabetes een plek in je leven geven is geen kwestie van 'even een knop omzetten'. Daarvoor komt er te veel bij kijken. Want het gaat niet alleen om mooie bloedglucosewaarden, maar ook om een andere manier van leven en om risico's op complicaties te verkleinen. Het probleem is niet opgelost met een enkel tabletje. Mensen krijgen advies over hoe zij kunnen stoppen met roken, afvallen, meer bewegen... Al die adviezen voor een gezonde leefstijl zijn dikwijls moeilijk op te volgen. En dan komt daarbij nog de behandeling met medicijnen – meestal een combinatie van medicijnen – waar mensen lichamelijk en psychisch aan moeten wennen. Soms worden onhaalbare doelen gesteld. Het is daarom van groot belang dat de mensen niet bestookt worden met allerlei adviezen, maar uitgebreid geïnformeerd worden over de aard en ontstaanswijze van de ziekte, het beloop, de mogelijke complicaties, de verschillende behandelingsmogelijkheden én, niet in de laatste plaats, wat zij zelf kunnen doen om het optreden van complicaties te voorkomen. Educatie is heel belangrijk en dat houdt meer in dan alleen voorlichting. Het gaat met name om gedragsverandering. Gedragsverandering is pas mogelijk als de patiënt zelf optimaal is geïnformeerd over zijn ziekte, gemotiveerd is en verantwoordelijk kan zijn om maatregelen te treffen die bijdragen aan een gezonde leefstijl. Ook de betrokkenheid van de partner en de verdere naaste omgeving kan hierbij een belangrijke rol spelen.

> **Doelstellingen educatie**
> - de achtergronden van de ziekte, therapie en controlebeleid
> - factoren die de prognose bepalen
> - de richtlijnen voor gezonde voeding en het nut van lichaamsbeweging
> - de streefwaarden voor de bloedglucose, bloedvetten, bloeddruk
> - waar op te letten bij inspectie van de voeten en de betekenis van goed passend schoeisel
> - het belang van regelmatige oogheelkundige controle
> - de signalen van een hyper- en een hypoglykemie en hoe te reageren
> - het handelen bij ziekte, koorts, braken en verre reizen
> - de mogelijkheden tot zelfcontrole en zelfregulatie
>
> Bron: NHG-Standaard Diabetes mellitus type 2.

Educatie is geen eenmalig gebeuren. Educatie moet een continu proces zijn waarbij de huisarts, internist, diabetesverpleegkundige, diëtist, podotherapeut en wijkverpleegkundige betrokken zijn, kortom alle professionals die een rol spelen in de diabeteszorg. Educatie bestaat uit het bijbrengen van kennis, inzichten en vaardigheden waarbij de diabetespatiënt ondersteund wordt in het nemen en dragen van eigen verantwoordelijkheid. Het is een essentieel onderdeel van de begeleiding van de persoon met diabetes en moet daarom goed aansluiten bij de behoeften en specifieke mogelijkheden en gewoonten van de individuele patiënt. Educatie kan ook in groepsverband worden verzorgd. Op die manier kunnen mensen ervaringen uitwisselen en van elkaar leren. Uit de praktijk blijkt dat dit heel nuttig is: mensen voelen zich minder alleen met hun specifieke problemen of dingen waar zij tegenaan lopen, ze zijn bij elkaar betrokken en kunnen samen verder komen in het accepteren van hun ziekte en samen een manier vinden om ermee om te gaan.

6.2 Driemaandelijkse controles

Met diabetes valt gelukkig vrij normaal te leven, maar een goede diabetesregulatie krijg je niet zomaar cadeau. Het vraagt intensieve inzet van de persoon met diabetes zelf, van de directe omgeving en van de behandelend arts, diabetesverpleegkundige en diëtist. Daarom krijgen mensen met diabetes het advies om elke drie maanden voor controle naar de huisarts, internist of diabetesverpleegkundige te gaan. Het doel van de controles is de specifieke klachten en problemen samen te bespreken. Allerlei vragen komen aan de orde: hoe gaat het met de patiënt? Worden de medicijnen op de juiste manier ingenomen? Zijn er bijwerking van de medicijnen? Is de patiënt gemotiveerd om de medicijnen trouw in te nemen? Zijn er problemen met de insuline-injecties? Inspecteert de patiënt regelmatig zijn of haar voeten? Vinden oogheelkundige controles plaats? Weet de patiënt hoe te handelen bij een eventuele hypo? Het is belangrijk dat de hulpverlener samen met de patiënt ook de psychosociale problemen in de gaten houdt, bespreekbaar maakt en indien nodig doorverwijst naar een gespecialiseerd psychosociaal hulpverlener. De bloedglucosewaarden kunnen dan wel mooi zijn, de psychologische belasting kan behoorlijk zwaar zijn. Het risico bestaat dat mensen op een gegeven moment depressief raken, wat een negatieve uitwerking heeft op de diabetes.

Het is gebruikelijk dat controles eens per drie maanden plaatsvinden, tenzij er een aanleiding is voor frequentere controles. Tijdens deze driemaandelijkse controles wordt laboratoriumonderzoek (glucose, HbA_{1c}, cholesterol, urine) en lichamelijk onderzoek verricht (bloeddruk, gewicht). Bij standafwijkingen van de voet of eerdere voetproblemen vindt ook voetonderzoek plaats.

6.3 Jaarlijkse controles

Eenmaal per jaar vindt de zogenaamde 'grote controle', of jaarcontrole plaats door de arts, diabetesverpleegkundige, diëtist en doktersassistent. Deze controle is uitgebreider dan de driemaandelijkse controle. Korte tijd voor het bezoek aan de behandelend arts wordt bloed afgenomen in het laboratorium en moet urine worden ingeleverd. Er wordt uitgebreid laboratoriumonderzoek gedaan. Tijdens de jaarcontrole wordt voetonderzoek gedaan en er wordt nagegaan of er oogproblemen of hartproblemen zijn. Indien nodig bespreekt de diëtist aan de hand van voedingslijsten het eetpatroon en kijkt of de hoeveelheid medicijnen hierop goed afgestemd is. Eventueel bekijkt de diabetesverpleegkundige de spuitplaatsen en bespreekt de vragen van de patiënt. Ook andere onderwerpen komen aan bod. Zijn er seksuele stoornissen? Is er sprake van verminderde inspanningstolerantie (sneller moe en hijgen), gevoelsvermindering, pijn of tintelingen in de benen? Is de persoon afgevallen, rookt hij of zij nog, is er hulp nodig om te stoppen met roken? Het doel van deze uitgebreide jaarcontrole is om in een zo vroeg mogelijk stadium complicaties op het spoor te komen.

6.4 Hoe kan ik zo goed mogelijk blijven functioneren?

Diabetes type 2 is een chronische ziekte. Nog niet zo lang geleden werden de mogelijke complicaties van deze ziekte en de impact daarvan onvoldoende onderkend. Nu het aantal mensen met diabetes zo enorm toeneemt en duidelijk is dat mensen met diabetes meer risico lopen op het ontwikkelen van ernstige hart- en vaatziekten, wordt de ernst van de aandoening beter begrepen.
Een valkuil is echter dat op het moment van de diagnose in veel gevallen geen klachten bestaan, waardoor de ernst van diabetes vaak wordt gebagatelliseerd. Aan de andere kant kan de diagnose juist ook heel confronterend zijn, zeker als verschillende medicijnen worden voorgeschreven die levenslang ingenomen moeten worden. Daarbovenop komen de adviezen voor een gezonde(re) leefstijl. Het kan zo ver gaan dat mensen depressief worden (zie ook hoofdstuk 5). Het werkt ten goede wanneer mensen steun krijgen van hun omgeving bij het accepteren en leren omgaan met de ziekte.

6.4.1 Reizen
Veel mensen vragen zich af of zij verre reizen kunnen maken, ondanks hun diabetes. Er kunnen allerlei redenen worden bedacht waarom reizen (in privé- en werksfeer) lastig zou zijn: angst om alleen te reizen en tijdens de reis een ernstige hypo te krijgen, extreme temperaturen, moeten omgaan met tijdsverschillen, de hoeveelheid medicijnen moeten aanpassen aan het buitenlandse eten. Toch is reizen zeker mogelijk voor mensen met diabetes.
Er zijn misschien wat extra voorzorgsmaatregelen nodig. Wat betreft tijdsverschil is het advies om op de plaats van bestemming meteen de medicijnen aan te passen aan de lokale tijden en tabletten en/of insuline op de lokale tijd te nemen. Omdat insuline zijn werkzaamheid verliest bij extreme temperaturen is het goed om insuline

in een speciaal daarvoor ontwikkeld koeltasje te bewaren. Leg de insuline niet in een koelbox tegen een koelelement, dat is te koud. Het blijft lastig te voorspellen hoe de bloedglucosewaarden zullen reageren tijdens een verre reis doordat het leefpatroon, de eetgewoonten en de lichamelijke activiteiten vaak anders zijn. Daarom is regelmatige zelfcontrole heel belangrijk.

Tijdens een vakantie of buitenlandse reis is het belangrijk om voldoende materiaal mee te nemen om eventuele problemen efficiënt op te kunnen lossen. Een overzicht:
- Neem twee keer zoveel medicijnen mee, dus tabletten of insuline en voldoende materiaal voor zelfcontrole en verspreid alle materiaal over twee tassen handbagage. Het komt tenslotte voor dat koffers bij vliegreizen niet aankomen. Bovendien ligt de temperatuur in het vrachtruim beneden het vriespunt en bestaat dus de kans dat de insuline 'kapot' vriest en niet meer gebruikt kan worden.
- Telefoonnummer van de huisarts, internist of diabetesverpleegkundige.
- Recept voor insuline of tabletten.
- ORS (Oral Rehydration Salts), een middel om bij ziekten met braken en diarree uitdroging te voorkomen.
- Metoclopramide of domperidon, middelen om braken en misselijkheid tegen te gaan.
- Glucagon.

Een tip voor mensen die alleen reizen: zorg ervoor dat er iemand is die op de hoogte is van de diabetes en maak de afspraak om elke ochtend even te bellen. Dat kan een collega zijn, of het thuisfront. Ook is het verstandig iets te dragen waar de belangrijkste gegevens (naam, noodtelefoonnummer, medicijnen) opstaan, bijvoorbeeld een armband of kettinkje.

6.4.2 Seksuele problemen

Ook in de privésfeer hoeft er niet veel te veranderen. Wel worden mensen met diabetes vaker geconfronteerd met seksuele problemen dan mensen zonder diabetes (zie hoofdstuk 3). Het is belangrijk hier expliciet aandacht aan te besteden tijdens de controles. De oorzaak van deze seksuele stoornissen is schade aan de bloedvaten en zenuwen (neuropathie). Uit onderzoek blijkt dat mannen met diabetes lager scoren dan mannen zonder diabetes wat betreft erectiesterkte, coïtusfrequentie en seksuele bevrediging. Van de mannen met diabetes krijgt 30 tot 50% een erectiestoornis. Tegenwoordig zijn er goede medicijnen om erectiestoornissen te behandelen. Maak het daarom bespreekbaar en laat dit probleem niet het privéleven negatief beïnvloeden. Als medicijnen niet de juiste uitwerking hebben kan het zinvol zijn een bezoek te brengen aan een seksuoloog of relatietherapeut.

6.4.3 Cognitief functioneren

Een andere bedreiging waar vooral oudere mensen met diabetes mee geconfronteerd worden is een achteruitgang in het cognitief functioneren. Met cognitieve functies worden functies als aandacht, geheugen, informatieverwerking, plannen en dergelijke bedoeld. Het organiseren van het dagelijks leven, het bijhouden van de agenda, rekenvaardigheid, snelheid en op de juiste manier verwerken van informatie, zijn voorbeelden van zaken die goed verlopen als er geen problemen zijn in de cognitieve functies. Omgekeerd: 'de weg weten in het leven' lukt minder goed als er problemen zijn in het cognitief functioneren. We zouden in dat geval 'verdwalen'. Onderzoek laat zien dat diabetes samengaat met (milde) stoornissen in het cognitief functioneren. Niet duidelijk is welke diabetespatiënten hierop een verhoogd risico hebben, noch op welk moment deze cognitieve stoornissen ontstaan. Ook is de kans op het ontwikkelen van dementie bij patiënten met diabetes verhoogd. Zowel voor de hulpverleners als voor de directe omgeving is het belangrijk de eerste signalen van cognitieve achteruitgang op te merken en serieus te nemen, net als de eerste symptomen van dementie.

Ondanks alle risico's en schrikbeelden is de conclusie dat mensen met diabetes 'normaal' kunnen blijven functioneren, zowel privé als op het werk. Wel zal het steeds nodig zijn, afhankelijk van specifieke klachten of behandelingen, rekening te houden met de (gevolgen van de) diabetes.

6.5 Hoe ga ik om met beperkingen?

Al eerder zijn enkele handreikingen gegeven die het leven met diabetes vergemakkelijken. Door de betere behandelingsmogelijkheden komen ernstige complicaties steeds minder voor. Zijn er toch lichamelijk beperkingen, dan zijn er specifieke maatregelen om de problemen het hoofd te bieden, afhankelijk van de aard en ernst van de beperkingen. Bij visuele handicaps bijvoorbeeld bieden oogheelkundige hulpmiddelen dikwijls een uitkomst, in geval van een onderbeenamputatie kan een prothese aangemeten worden, ter preventie van voetproblemen is er speciaal schoeisel of kunnen op maat steunzolen worden gemaakt. Zoals steeds weer benadrukt kan de persoon met diabetes zelf veel doen om complicaties te voorkomen: goede educatie, een gezonde leefstijl, een gezond gewicht en tijdig hulp inschakelen om (verdere) schade te voorkomen of bestaande schade te herstellen. Educatie blijft het sleutelwoord en eigen inbreng is essentieel. De relatie hulpverlener-patiënt moet dan ook gebaseerd zijn op het streven naar 'empowerment': de persoon met diabetes moet zo veel mogelijk een actieve rol hebben in de behandeling en bij de beslissingen die genomen moeten worden.

6.6 Gemotiveerd blijven

Gemotiveerd blijven is moeilijk. Het gevaar bestaat dan ook dat een gezonde leefstijl na verloop van tijd 'vergeten' wordt en mensen terugvallen in oude gewoonten. Bijvoorbeeld af en toe weer een sigaret opsteken, zo nu en dan weer extra eten ('ik ben toch al zoveel afgevallen') of niet secuur omgaan met medicijnen. De behandeling van diabetes is gericht op het voorkomen van complicaties of – indien deze zich reeds hebben voorgedaan – preventie van verdere verergering daarvan. Daarom is het heel belangrijk de bloedglucosewaarden onder controle te blijven houden, hoe lastig dat ook kan zijn. Hulp van de omgeving en de hulpverleners is essentieel, zeker wanneer de persoon met diabetes niet meer (volledig) zelf de verantwoordelijkheid kan nemen voor zijn/haar ziekte.

6.7 Samenvatting

Met controles bij diabetes type 2, die doorgaans driemaandelijks plaatsvinden, wordt nagegaan of de bloedglucosewaarden goed zijn en of de risicofactoren beperkt worden. Is dat niet of onvoldoende het geval, dan wordt de medicatie gewijzigd en wordt nagegaan of de manier van leven aangepast moet worden. Waar dat mogelijk en wenselijk is, kan hulp worden geboden bij het bevorderen van een gezonde leefstijl (gewichtsvermindering, stoppen met roken, meer bewegen, gezonde voeding). Voorlichting én gedragsverandering waarbij de goed geïnformeerde diabetespatiënt zelf verantwoordelijkheid op zich neemt voor zijn ziekte en de mogelijke gevolgen, is het doel van educatie. Educatie is een continu proces en bestaat uit het bijbrengen van kennis, inzichten en vaardigheden.
Mensen met diabetes kunnen in de meeste gevallen 'normaal' blijven functioneren. Wel zullen zij altijd rekening moeten houden met de

diabetes. De kwaliteit van leven wordt met name beïnvloed door de aard en ernst van complicaties. Mensen met diabetes hebben meer kans op een depressie, dementie en stoornissen in cognitief functioneren. Ondanks alles valt met diabetes gelukkig vrij normaal te leven, maar een goede diabetesregulatie krijg je niet zomaar cadeau. Het vraagt intensieve inzet van de persoon met diabetes zelf, van de directe omgeving en van de behandelend arts, diabetesverpleegkundige en diëtist.

Afkortingen

BMI	body mass index
CSII	continue subcutane insuline-infusie
CVA	cerebrovasculair accident (herseninfarct/beroerte)
HDL	High density lipoproteïne
LADA	latent autoimmune diabetes in adults
LDL	Low density lipoproteïne
MBvO	meer bewegen voor ouderen
NHG	Nederlands Huisartsen Genootschap
NPH-insulines	neutral protamine Hagedorn
MODY	maturity-onset diabetes of the young
OGTT	orale glucosetolerantietest
RIVM	Rijksinstituut voor Volksgezondheid en Milieu
STIVORO	Stichting ter Voorkoming van Roken
TC	totaal cholesterol
TIA	transient ischemic accident

Adressen en websites

Diabetes algemeen

Diabetes Vereniging Nederland
Postadres
Postbus 470
3830 AM Leusden
Bezoekadres
Fokkerstraat 17
3833 LD Leusden
http://www.dvn.nl

Diabeteslijn: telefoon 033 463 05 66

Vlaamse Diabetes Vereniging
http://www.diabetes-vdv.be

Diabetes Fonds
Stationsplein 139
3818 LE Amersfoort
telefoon: (033) 462 20 55
fax: (033) 461 08 73
e-mail: info@diabetesfonds.nl
www.diabetesfonds.nl

Het Diabetesfonds zet zich in voor het zoeken naar oplossingen voor diabetes en de complicaties van diabetes, met het doel diabetes te voorkomen en te genezen. Het Diabetesfonds financiert jaarlijks een aantal belangrijke onderzoeksprojecten, projecten die niet alleen gaan over de vraag hoe diabetes te voorkomen, maar ook hoe diabetes beter te behandelen. Daarnaast geeft het Diabetesfonds voorlichting over diabetes.

Nederlandse Diabetes Federatie
Stationsplein 139
3818 LE Amersfoort
telefoon: 033 448 08 45
fax: 033 46 23 053

KvK: Amersfoort 405 078 96
e-mail: info@diabetesfederatie.nl
http://www.diabetesfederatie.nl

Door de verontrustende cijfers over het aantal mensen met diabetes worden preventie en vroegtijdige herkenning van diabetes steeds belangrijkere thema's in de bestrijding van diabetes. Zeker omdat de vele projecten en lokale initiatieven ter voorkoming van diabetes (de meeste zijn in het buitenland uitgevoerd) aantonen dat preventie-activiteiten mensen wel degelijk kunnen aanzetten tot leefstijlverandering. Diabetes type 2 kan ermee worden uitgesteld of zelfs voorkómen. In het kader van de preventie van diabetes coördineert de Nederlandse Diabetes Federatie (NDF) de landelijke voorlichtingscampagne 'Kijk op Diabetes': www.kijkopdiabetes.nl

http://www.diabetesforum.nl
Online forum voor mensen met diabetes.

www.diabetesweb.nl
DiabetesWEB: alle informatie en antwoorden, op het gebied van diabetes.

Diabetes & Leven
Fullcolour magazine over diabetes. Verschijnt 8 keer per jaar. Diabetes & Leven staat voor het geven van objectieve informatie om haar lezers zo goed mogelijk te informeren over diabetes en de mogelijkheden die er zijn wanneer je diabetes hebt. Doel hiervan is mensen te motiveren om de diabetes op een zo positief mogelijke manier in te passen in het dagelijkse leven en een goede diabetesinstelling te bereiken.
http://www.diabetesenleven.nl

http://www.sugar.nl
Website speciaal voor jongeren met diabetes.

http://www.sugarkids.nl
Website speciaal voor kinderen met diabetes.

Beweging

Stichting Meer Bewegen voor Ouderen richt zich op 65-plussers die zelfstandig of in een verzorgingshuis wonen. MBvO organiseert beweegactiviteiten gericht op preventie van zorg, sociale contactvorming en plezier in bewegen. Bij het Nederlands Instituut voor Sport en Bewegen kunt u nagaan waar bij u in de buurt MBvO wordt aangeboden.
http://www.seniorgezond.nl

Nederlands Instituut voor Sport en Bewegen
Heelsumseweg 50
6721 GT Bennekom
telefoon: 0318 49 09 00
e-mail: info@nisb.nl
internet: www.nisb.nl

Roken

STIVORO
Postadres
Postbus 16070
2500 BB Den Haag
Bezoekadres
Parkstraat 83
2514 JG Den Haag
Secretariaat
telefoon 070 312 04 00
www.stivoro.nl

Onafhankelijk expertisecentrum over stoppen met roken en meeroken
Informatielijn (€ 0,10 pm) 0900 93 90

Voeding

Voedingscentrum
Postadres
Postbus 85700
2508 CK Den Haag
Bezoekadres
Eisenhowerlaan 108
2517 KL Den Haag
telefoon: 070 306 88 88
fax: 070 350 42 59
www.voedingscentrum.nl

Voor vragen over gezonde voeding, voedselveiligheid, voedselkwaliteit, diëten en voedselovergevoeligheid kan men bellen op werkdagen tussen 9.00 en 17.00 uur.

www.lekkerbelangrijk.nl
Kinderen tussen 8 en 14 jaar kunnen zelf checken of ze gezond eten met de Eettest op deze site.

Gezondheid

http://www.hartstichting.nl

Informatielijn:
Voor vragen over o.a. hart- en vaatziekten, het werk van de Hartstichting, risicofactoren of een gezonde leefstijl, kan men bellen naar: 0900 300 03 00 (lokaal tarief, ma. t/m vr. van 10.00-16.00 uur).
E-mail: lijn@hartstichting.nl
Bezoek- en contactgegevens hoofdkantoor
Bordewijklaan 3
2591 XR Den Haag
telefoon: 070-315 55 55
fax: 070-335 28 26
e-mail: info@hartstichting.nl

Nierstichting Nederland
Postadres
Postbus 2020
1400 DA Bussum
Bezoekadres
Groot Hertoginnelaan 34
1405 EE Bussum
telefoon algemeen 035-697 80 00
fax 035 697 80 08
informatielijn nierziekten 0800 388 00 00 (gratis)
e-mail: info@nierstichting.nl
http://www.nierstichting.nl

Het Nederlands Huisartsen Genootschap
Het Nederlands Huisartsen Genootschap (NHG) is de wetenschappelijke vereniging voor huisartsen. Het NHG vindt het belangrijk dat patiënten goede en betrouwbare voorlichting krijgen over ziekten en aandoeningen. Daarom maakt het NHG, in overeenstemming met de wetenschappelijke richtlijnen voor huisartsen van het Genootschap, verschillende voorlichtingsproducten zoals NHG-Patiëntenfolders, -brieven en -ziektebeschrijvingen.
http://nhg.artsennet.nl

Geraadpleegde literatuur

Adriaanse MC, Dekker JM, Spijkerman AM, Twisk JW, Nijpels G, van der Ploeg HM et al. Health-related quality of life in the first year following diagnosis of Type 2 diabetes: newly diagnosed patients in general practice compared with screening-detected patients. The Hoorn Screening Study. Diabet Med 2004;21:1075-1081.

Adriaanse MC, Snoek FJ, Spijkerman AM, Nijpels G, Twisk JW et al. No substantial psychological impact of the diagnosis of Type 2 diabetes following targeted population screening: The Hoorn Screening Study. Diabet Med 2004;21:992-998.

Alberti KGMM, Zimmet PZ. *Definition, Diagnosis and Classification of Diabetes Mellitus and its Complications. Part 1: Diagnosis and Classification of Diabetes Mellitus.* Geneva, World Health Org., 1999.

American Diabetes Association. Screening for type 2 diabetes (Position Statement). Diabetes Care 2004;27(1 Suppl):S11-S14.

Anderson RJ, Freedland KE, Clouse RE, Lustman PJ. The prevalence of comorbid depression in adults with diabetes: a meta-analysis. Diabetes Care 2001;24:1069-1078.

Armour TA, Norris SL, Jack L Jr, Zhang X, Fisher L. The effectiveness of family interventions in people with diabetes mellitus: a systematic review. Diabetes Medicine 2005;22(10):1295-305.

Awad N, Gagnon M, Messier C. The relationship between impaired glucose tolerance, type 2 diabetes, and cognitive function. J Clin Exp Neuropsychol 2004;26:1044-1080.

Baan CA (RIVM), Poos MJJC (RIVM). Hoe vaak komt diabetes mellitus voor en hoeveel mensen sterven eraan? In: Volksgezondheid Toekomst Verkenning, Nationaal Kompas Volksgezondheid. Bilthoven: RIVM, <http://www.nationaalkompas.nl> Gezondheid en ziekte\ Ziekten en aandoeningen\ Endocriene, voedings- en stofwisselingsziekten en immuniteitsstoornissen\ Diabetes mellitus, 12 december 2005.

Baan CA (RIVM). Diabetes mellitus samengevat. In: Volksgezondheid Toekomst Verkenning, Nationaal Kompas Volksgezondheid. Bilthoven: RIVM, <http://www.nationaalkompas.nl> Gezondheid en ziekte\ Ziekten en aandoeningen\Endocriene, voedings- en stofwisselingsziekten en immuniteitsstoornissen\ Diabetes mellitus, 7 december 2005.

Biessels GJ, Staekenborg S, Brunner E, Brayne C, Scheltens P. Risk of dementia in diabetes mellitus: a systematic review. Lancet Neurol 2006;5:64-74.

Brunton S, Carmichael B, Funnell M, Lorber D, Rakel R, Rubin R. Type 2 diabetes. The role of insulin. The Journal of Family Practice. Suppl:s445-s452, 2005.

Continue Morbiditeits Registratie Nijmegen (UMC St. Radboud, afdeling Huisartsgeneeskunde, Nijmegen), 2000-2004.

Coutinho M, Gerstein HC, Wang Y, Yusuf S. The relationship between glucose and incident cardiovascular events. A metaregression analysis of published data from 20 studies of 95,783 individuals followed for 12.4 years. Diabetes Care 1999;22:233-240.

Daansen P. Leven met Obesitas. Houten: Bohn Stafleu van Loghum, 2005.

De Boo HA, Harding JE. The developmental origins of adult disease (Barker) hypothesis. Aust N Z J Obstet Gynaecol 2006 46:4-14, 2006.

Detaille SI, Haafkens JA, van Dijk FJ. What employees with rheumatoid arthritis, diabetes mellitus and hearing loss need to cope at work. Scand J Work Environ Health 2003 Apr;29(2):134-42.

Diabetes Control and Complications Trial Research group. The effect of intensive treatment of diabetes on the development and progression of long-term complications in insulin-dependent diabetes mellitus. N Engl J Med 1993;329:977-986.

Eborall H, Davies R, Kinmonth AL, Griffin S, Lawton J. Patients' experiences of screening for type 2 diabetes: prospective qualitative study embedded in the ADDITION (Cambridge) randomised controlled trial. BMJ 2007;335(7618):490.

Eborall HC, Griffin SJ, Prevost AT, Kinmonth AL, French DP, Sutton S., Griffin SJ, Prevost AT, Kinmonth AL, French DP, Sutton S. Psychological impact of screening for type 2 diabetes: controlled trial and comparative study embedded in the ADDITION (Cambridge) randomised controlled trial. BMJ 2007;335(7618):486.

Farmacotherapeutisch Kompas 2007, CVZ.

Fedele D, Bortolotti A, Coscelli C, Santeusanio F, Chatenoud L, Colli E, et al. Erectile dysfunction in type 1 and type 2 diabetics in Italy. On behalf of Gruppo Italiano Studio Deficit Erettile nei Diabetici. Int J Epidemiol 2000;29:524-531.

Fisher L, Chesla CA, Skaff MM, Mullan JT, Kanter RA. Depression and anxiety among partners of European-American and Latino patients with type 2 diabetes. Diabetes Care 2002;25(9):1564-70.

Gezondheidsraad, 2003. Screening op type2 diabetes. Publicatie nr 2004/16. Gezondheidsraad, Den Haag.

Gezondheidsraad, 2006. Richtlijnen Goede Voeding. Gezondheidsraad, Den Haag.

Grauw WJ de, Lisdonk EH van de, Behr RR, Gerwen WH van, Hoogen HJ van den, Weel C van. The impact of type 2 diabetes mellitus on daily functioning. Fam Pract 1999;16:133-139.

Harris MI, Klein R, Welborn TA, Knuiman MW. Onset of NIDDM occurs at least 4-7 years before clinical diagnosis. Diabetes Care 1992;15:815-819.

Heine R, Diamant M, Mbanya J-C, Nathan DM. Management of hyperglycaemia in type 2 diabetes: the end of recurrent failure? BMJ 333:1200-1204, 2006.

Herziene Richtlijn Diabetische Retinopathie 2006, NOG.

Hillier TA, Pedula KL. Complications in Young Adults With Early-Onset Type 2 Diabetes. Losing the relative protection of youth. Diabetes Care 2003;26:2999-3005.

Houston TK, Person SD, Pletcher MJ, Liu K, Iribarren C, Kiefe CI. Active and passive smoking and development of glucose tolerance among young adults in a prospective cohort: CARDIA study. BMJ 332:1064-1069, 2006.

Hunt LM, Valenzuela MA, Pugh JA: NIDDM patients' fears and hopes about insulin therapy - The basis of patient reluctance. Diabetes Care 20:292-298, 1997.

Janssen I, Katzmarzyk PT, Ross R. Waist circumference and not body mass index explains obesity-related health risk. Am. J. Clinical Nutrition 79:379-384, 2004.

Janssen PGH, Gorter KJ, Stolk RP, Rutten GEHM. Low yield of population-based screening for Type 2 diabetes in the Netherlands: the ADDITION Netherlands study. Fam Pract 2007;24:555-561.

Janssen PGH, Gorter KJ, Stolk RP, Rutten GEHM. Screen detected subjects with type 2 diabetes and impaired glucose tolerance have more adverse cardiovascular risk than subjects with impaired fasting glucose especially when they are obese. The ADDITION Netherlands study. Primary Care Diabetes 2007;1:69-74.

Kanaya AM, Grady D, Barrett-Connor E. Explaining the sex difference in coronary heart disease mortality among patients with type 2 diabetes mellitus:a meta-analysis. Arch Intern Med 2002;162:1737-1745.

Khan A, Lasker SS, Chowdhury TA. Are spouses of patients with type 2 diabetes at increased risk of developing diabetes? Diabetes Care 2003;26(3):710-2.

Knowler WC, Barrett-Connor E, Fowler SE, Hamman RF, Lachin JM, Walker EA, Nathan DM; Diabetes Prevention Program Research Group. Reduction in the incidence of type 2 diabetes with lifestyle intervention or metformin. N Engl J Med 346:393-403, 2002.

Korytkowski M. When oral agents fail: practical barriers to starting insulin. International Journal of Obesity 26, suppl 3:s18-s24, 2002.

Laakso M, Lehto S. Epidemiology of macrovascular disease in diabetes. Diabetes Rev 1997;5:294-315.

Landelijk Informatie Netwerk Huisartsenzorg (NIVEL) (2004).

Lauritzen T, Griffin S, Borch-Johnsen K, Wareham NJ, Wolffenbuttel BHR, Rutten GEH. The ADDITION study: proposed trial of the cost-effectiveness of an intensive multifactorial intervention on morbidity and mortality among people with type 2 diabetes detected by screening. Int J Obes Relat Metab Disord 2000;24:S6-S11.

Lee WL, Cheung AM, Cape D, Zinman B. Impact of diabetes on coronary artery disease in women and men: a meta-analysis of prospective studies. Diabetes Care 2000;23:962-968.

Messier C, Awad N, Gagnon M. The relationships between atherosclerosis, heart disease, type 2 diabetes and dementia. Neurol Res 2004;26:567-572.

Mollema ED, Snoek FJ, Pouwer F, Heine RJ, van der Ploeg HM. Diabetes Fear of Injecting and Self-Testing Questionnaire: a psychometric evaluation. Diabetes Care 23:765-769, 2000.

Monnier L, Mas E, Ginet C, Michel F, Villon L, Cristol JP, Colette C. Activation of Oxidative Stress by Acute Glucose Fluctuations Compared With Sustained Chronic Hyperglycemia in Patients With Type 2 Diabetes. JAMA 2006;295:1681-1687.

Muller IM, de Grauw WJC, van Gerwen WHEM, Bartelink ML, van den Hoogen HJM, Rutten GEHM. Incidentie van voetulcera en amputaties bij diabetes-mellitus-type-2-patiënten in de huisartspraktijk, regio Nijmegen 1993-1998. Ned Tijdschr Geneeskd 2003;147:607-11.

Nederlandse Diabetes Federatie. Richtlijnen voor diabeteseducatie. Leusden: NDF, 2001.

NHG Patiëntenbrief Cholesterol Algemeen.

NHG Patiëntenbrief Hoge Bloeddruk Algemeen.

NHG Standaard Stoppen met Roken. Chavannes NH, Kaper J, Frijling BD, van der Laan JR, Jansen PWM, Guerrouj S, Drenthen AJM, Bax W, Wind LA. Huisarts Wet 2007;50(7):306-14.

Nissen SE, Wolski K. Effect of rosiglitazone on the risk of myocardial infarction and death from cardiovascular causes. N Engl J Med 2007;356:2457-2471.

Norris SL, Engelgau MM, Narayan KM. Effectiveness of self-management training in type 2 diabetes: a systematic review of randomized controlled trials. Diabetes Care 2001;24:561-587.

Norris SL, Lau J, Smith SJ, Schmid CH, Engelgau MM. Self-management education for adults with type 2 diabetes: a meta-analysis of the effect on glycemic control. Diabetes Care 2002;25:1159-1171.

Norris SL, Zhang X, Avenell A, Gregg E, Bowman B, Serdula M et al. Long-term effectiveness of lifestyle and behavioral weight loss interventions in adults with type 2 diabetes: a meta-analysis. Am J Med 2004;117:762-774.

Pegge NC, Twomey AM, Vaughton K, Gravenor MB, Ramsey MW, Price DE. The role of endothelial dysfunction in the pathophysiology of erectile dysfunction in diabetes and in determining response to treatment. Diabet Med 2006;23:873-878.

Peyrot M, Rubin RR, Lauritzen T, Skovlund SE, Snoek FJ, Matthews DR, Landgraf R, Kleinebreil L, on behalf of the International DAWN Advisory Panel. Resistance to Insulin Therapy Among Patients and Providers: Results of the cross-national Diabetes Attitudes, Wishes, and Needs (DAWN) study. Diabetes Care 28:2673-2679, 2005.

Poos MJJC, Eysink PED, Gommer AM, Wilk EA van der, Harbers MM, Roedig A. Zijn er verschillen tussen etnische groepen in Nederland? In: Volksgezondheid Toekomst Verkenning, Nationaal Kompas Volksgezondheid. Bilthoven: RIVM, <http://www.nationaalkompas.nl> Gezondheid en ziekte\ Ziekten en aandoeningen\ Endocriene, voedings- en stofwisselingsziekten en immuniteitsstoornissen\ Diabetes mellitus, 10 november 2004.

Rajala U, Laakso M, Qiao Q, Keinanen-Kiukaanniemi S. Prevalence of retinopathy in people with diabetes, impaired glucose tolerance and normal glucose tolerance. Diabetes Care 1998;21:1664-1669.

Redekop WK, Koopmanschap MA, Stolk RP, Rutten GEHM, Wolffenbuttel BHR, Niessen LW. Health-related quality of life and treatment satisfaction in dutch patients with type 2 diabetes. *Diabetes Care* 2002;25:458-463.
Registratie Netwerk Universitaire Huisartspraktijken Leiden en Omstreken (LUMC) (2001-2004).
Registratienet Huisartsenpraktijken (Universiteit Maastricht, capaciteitsgroep Huisartsgeneeskunde) (2001-2004).
Richtlijn behandeling van Tabaksverslaving. CBO 2004.
Richtlijn Diabetische Nefropathie. Addendum 2003, NDF.
Richtlijn Diabetische Nefropathie. Monitoring, diagnostiek en behandeling. 2006, NIV.
Richtlijn Diabetische Neuropathie. 2003, NDF.
Richtlijn Diabetische Voet. 2006, NDF.
Richtlijn Psychosociale zorg aan mensen met diabetes. 2000, NDF.
Richtlijn Sport en bewegen bij diabetes mellitus. 2000, NDF.
Rutten GEHM, De Grauw WJC, Nijpels G, Goudswaard AN, Uitewaal PJM, van der Does FEE, Heine RJ, van Ballegooie E, Verduijn MM, Bouma M. NHG-Standaard Diabetes mellitus type 2 (tweede herziening). *Huisarts Wet* 2006;49:137-152.
Schiavi RC, Stimmel BB, Mandeli J, Rayfield EJ. Diabetes mellitus and male sexual function: a controlled study. *Diabetologia* 1993;36:745-751.
Scholtens et al. Reported versus measured body weight and height of 4-years-old children and prevalence of overweight. *European Journal of Public Health* 2007;17(4);369-374.
Spreeuwers D, van Dijk FJH, Varekamp I. Werknemers met reuma, astma en diabetes: een verkennend onderzoek naar de aandacht die medisch specialisten en gespecialiseerde verpleegkundigen besteden aan werkgerelateerde problematiek. Coronel Instituut voor Arbeid, *Milieu en Gezondheid* 2005.
Stalman WAB, Scheltens T, Burgers JS, Hukkelhoven CWPM, Smorenburg SM, Banga JD et al. NHG-Standaard Cardiovasculair risicomanagement. *Huisarts Wet.* 2006; 49:7-14.
Stratton IM, Kohner EM, Aldington SJ, Holman RR, Manley SE, Matthews DR UKPDS 50: risk factors for incidence and progression of retinopathy in Type II diabetes over 6 years from diagnosis. *Diabetologia* 2001;44:156-63.
Thoolen BJ, de Ridder DT, Bensing JM, Gorter KJ, Rutten GEHM. Psychological outcomes of patients with screen-detected type 2 diabetes: The influence of time since diagnosis and treatment intensity. *Diabetes Care* 2006;29:2257-2262.
Transitieproject (UvA, Vakgroep Huisartsgeneeskunde) (2000-2004).
Tuomilehto J, Lindstrom J, Eriksson JG, Valle TT, Hamalainen H, Ilanne-Parikka P, Keinanen-Kiukaanniemi S, Laakso M, Louheranta A, Rastas M, Salminen V, Uusitupa M; Finnish Diabetes. Prevention Study Group. Prevention of type 2 diabetes mellitus by changes in lifestyle among subjects with impaired glucose tolerance. *N Engl J Med* 2001;344:1343-135.

UK Prospective Diabetes Study (UKPDS) Group. Intensive blood-glucose control with sulphonylureas or insulin compared with conventional treatment and risk of complications in patients with type 2 diabetes (UKPDS 33). *Lancet* 1998;352:837-853.

Unwin N, Shaw J, Zimmet P, Alberti KG. Impaired glucose tolerance and impaired fasting glycaemia: the current status on definition and intervention. *Diabet Med* 2002;19:708-723.

Van Dam HA, van der Horst FG, Knoops L, Ryckman RM, Crebolder HF, van den Borne BH.Social support in diabetes: a systematic review of controlled intervention studies. *Patient Educ Couns* 2005 Oct;59(1):1-12.

Van Marwijk HWJ, Grundmeijer HGLM, Bijl D, van Gelderen MG, de Haan M, van Weel-Baumgarten EM, Burgers JS, Boukes FS, Romeijnders ACM. NHG-Standaard Depressieve stoornis (depressie) (eerste herziening) *Huisarts Wet* 2003;46:614-633.

Weijman, I. *Fatigue in relation to job characteristics, diabetes symptoms and self-management.* Proefschrift. 2005, Utrecht.

Wen LK, Shepherd MD, Parchman ML. Family support, diet, and exercise among older Mexican Americans with type 2 diabetes. *Diabetes Educator* 2004;30(6):980-93

Wild S, Roglic G, Green A, Sicree R, King H: Global prevalence of diabetes: estimates for the year 2000 and projections for 2030. *Diabetes Care* 2004;7:1047-1053.

Wilson JMG, Jungner G. *Principles and Practice of Screening for Disease.* Geneva: World Health Organisation, 1968.

Wouwe JP van, Verkerk PH, Mattiazzo GF, Mokadem N el, HiraSing RA. Variation by ethnicity in incidence of diabetes type 1 and clinical condition at onset in the Netherlands. *Eur J Pediatr* 2002;161:559-560.

Yaman O, Akand M, Gursoy A, Erdogan MF, Anafarta K. The effect of diabetes mellitus treatment and good glycemic control on the erectile function in men with diabetes mellitus-induced erectile dysfunction: a pilot study. *J Sex Med* 2006;3:344-338.

Yusuf S, Hawken S, Ounpuu S, Bautista L, Franzosi MG, Commerford P, Lang CC, Rumboldt Z, Onen CL, Lisheng L, Tanomsup S, Wangai P Jr, Razak F, Sharma AM, Anand SS; INTERHEART Study Investigators. Obesity and the risk of myocardial infarction in 27,000 participants from 52 countries: a case-control study. *Lancet* 2005;366:1640-1649.

Literatuur voor verdere verdieping

Barnett AH, Kumar Sudhesh. *Obesitas & Diabetes.* 2005. ISBN: 90 807673 8 7.
Froesch R, Matelli E. *Complete raadgever diabetes type 1 en 2.* 2006. ISBN: 90-447-0204-1.
Jarvis S, Rubin AL. *Diabetes voor dummies.* 2003. ISBN: 90 430 1104 5.
Snoek FJ, Skinner ChT. *Psychologie in de diabeteszorg.* 2005. ISBN: 90 807673 5 2.

Register

acarbose, 87
albumine, 57
alfa-glucosidaseremmers, 87
alvleesklier, 17
amputatie, 60, 65
angina pectoris, 52
arbeidsongeschiktheid, 76
atherosclerose, 52
autonome neuropathie, 62

basaal-bolusregime, 95
bètacellen, 18
bewegen, 84
biguaniden, 86
bloeddruk, 97
BMI, 20, 42, 80
body mass index zie BMI

case-finding, 26
cerebrovasculair accident zie CVA
cholesterol, 97
cholesterolgehalte, 85
cognitieve functies, 108
complicaties
 – microvasculair, 51
complicaties, 49, 102
controle
 – driemaandelijks, 104
 – jaar-, 105
CVA, 52

depressie, 98
dextro, 73
diabetes type 1, 19
diabetes type 2, 17
diabetische voet, 64
DPP-4-remmers, 88
driemaandelijkse controle, 104
druivensuiker, 73

educatie, 72, 102, 109
empowerment, 109
en MODY (Maturity-Onset Diabetes of the Young), 21
erectiestoornissen, 62, 108
erfelijkheid, 20
etalagebenen, 53
exenatide, 88

fundusfotografie, 56

gedragsfactoren, 41
gedragsverandering, 103
gestoord nuchtere glucose, 24
gezichtsvermogen zie visus
GLP-1-analogen, 88
glucose, 17, 33
hart- en vaatziekten, 51
hyperglykemie, 36
hypo, 73
hypoglykemie, 36

insuline, 17, 33, 73, 87, 90
insulineanalogen, 92
insulineongevoeligheid, 18, 89
insulinepomp, 94
insulineresistentie, 20, 89
insuline
 – (middel)langwerkend, 91
 – humaan, 91
 – kortwerkend, 91
 – NPH-, 92
 – ultrakortwerkend, 92
insulinetherapie
 – intensief, 94
intensieve insulinetherapie, 94

jaarcontrole, 105

koolhydraten, 17, 33, 73

LADA (Latent Auto-immune Diabetes in Adults), 21
leefstijl, 20, 71, 79, 102
lichaamsbeweging, 84

macroalbuminurie, 58
macrovasculaire complicaties, 51
medicijnen, 86
meglitiniden, 88
metformine, 86, 96
microalbuminurie, 57

microvasculaire complicaties, 51
mix insulines, 93

nefropathie, 51, 57
neuropathie, 51, 60
nierdialyse, 59
NPH-insuline, 92, 96

obesitas, 85
OGTT, 24
orale glucosetolerantietest zie OGTT
ouderdomsdiabetes, 18
overgewicht, 80
perifeer arterieel vaatlijden, 53
perifere neuropathie, 62
pioglitazon, 88, 96

pre-diabetes, 25, 46
repaglinide, 88
retinopathie, 51, 54
roken, 79
rosiglitazon, 88

screening, 26
seksuele problemen, 108
sitagliptine, 88
sport, 74
spuitinfiltraten, 95
sulfonylureumderivaat, 87, 96

tailleomvang, 42, 81
thiazolidinedionen, 88
TIA, 52
Transient Ischemic Accident zie TIA, 52

twee-uursglucosewaarde, 25

ulcus, 65

vermoeidheid, 76
vildagliptine, 88
visus, 56
voeding, 83
voetonderzoek, 105
vroegdiagnostiek, 26

werk, 74
zwangerschapsdiabetes, 21

GPSR Compliance

The European Union's (EU) General Product Safety Regulation (GPSR) is a set of rules that requires consumer products to be safe and our obligations to ensure this.

If you have any concerns about our products, you can contact us on

ProductSafety@springernature.com

In case Publisher is established outside the EU, the EU authorized representative is:

Springer Nature Customer Service Center GmbH
Europaplatz 3
69115 Heidelberg, Germany

www.ingramcontent.com/pod-product-compliance
Lightning Source LLC
LaVergne TN
LVHW010344260326
834688LV00036B/866